临床内科疾病诊治与护理技术

姜秀娟　吕海水　王红岩　主编

汕头大学出版社

图书在版编目（CIP）数据

临床内科疾病诊治与护理技术 / 姜秀娟，吕海水，
王红岩主编. -- 汕头 ：汕头大学出版社，2021.12
ISBN 978-7-5658-4547-5

Ⅰ.①临… Ⅱ.①姜… ②吕… ③王… Ⅲ.①内科—
疾病—诊疗②内科—疾病—护理 Ⅳ.①R5②R473.5

中国版本图书馆CIP数据核字(2021)第267614号

临床内科疾病诊治与护理技术
LINCHUANG NEIKE JIBING ZHENZHI YU HULI JISHU

主　　编：姜秀娟　吕海水　王红岩
责任编辑：邹　峰
责任技编：黄东生
封面设计：瑞天书刊
出版发行：汕头大学出版社
　　　　　广东省汕头市大学路 243 号汕头大学校园内　邮政编码：515063
电　　话：0754-82904613
印　　刷：河北朗祥印刷有限公司
开　　本：710mm×1000mm　1/16
印　　张：10.25
字　　数：200 千字
版　　次：2021 年 12 月第 1 版
印　　次：2025 年 1 月第 1 次印刷
定　　价：98.00 元
ISBN 978-7-5658-4547-5

《临床内科疾病诊治与护理技术》
编委会

前　言

随着现代科学技术的发展，医学知识日新月异。医务工作者需要不断用新的知识来丰富自己的头脑，这样才能跟上时代的步伐，才能算得上称职的医务工作者，也才能不被时代淘汰。为此，我们组织拥有多年临床经验的内科专家及护理人员，参考大量国内外文献，编写了《临床内科疾病诊治与护理技术》一书，目的在于使内科疾病的诊治与护理融为一体。这样能使从事临床护理工作者懂得每个疾病护理的理论基础，只有理论和实际紧密结合，相互补充，对于一个疾病才算完整、彻底的治疗，也才更利于患者的恢复与痊愈。本书是从认识疾病与防治疾病入手，详细阐述内科疾病的诊断、治疗与护理方面的相关知识。本书内容丰富，资料翔实，深入浅出，明了易懂。衷心希望本书能对各位同仁在实际工作中提供一定的帮助。本书适用于临床内科医师和教学人员、相关科研人员参阅。

本书共七章内容，由姜秀娟、吕海水、王红岩编写，具体分工如下：姜秀娟（临沂市人民医院）担任第一主编，负责第一章至第三章内容的编写；吕海水（济南市莱芜区茶叶口镇卫生院）担任第二主编，负责第四章至第六章内容的编写；王红岩（淄博市中心医院）担任第三主编，负责第七章内容的编写。此外，特别感谢张莉（昌乐县人民医院）、孙海涛（烟台毓璜顶医院）、温显让（山东省临清市人民医院）、崔继涛（滕州市中心人民医院）、钟婷婷（梁山县卫生进修学校）对本书撰写做出的指导和统筹工作。

本书编写过程中参阅了国内外大量的医学文献资料，在此对相关作者表示真诚的谢意。由于编者水平有限，书中难免有不足之处，敬请专家和读者批评指正，我们会虚心接受，并表示感谢。

目　录

第一章 消化内科疾病

第一节 急性胃黏膜病变

急性胃黏膜病变是以胃黏膜浅表性损伤为特征的一组急性胃黏膜出血性病变，近年来发病有上升趋势，又称急性糜烂性胃炎或急性糜烂出血性胃炎。本病已成为上消化道出血的重要病因之一，约占上消化道出血的20%。

一、病因与发病机制

（1）引起急性单纯性胃炎的各种外源性刺激因子尤其是乙醇（酒精）与非甾体类抗炎药均可破坏胃黏膜屏障，使 H^+ 及胃蛋白酶逆向弥散入黏膜而导致胃黏膜的急性糜烂。但一些危重疾病如严重创伤、大面积烧伤、败血症、颅内病变、休克及重要器官的功能衰竭等严重应激状态更是常见的病因。

（2）应激状态时去甲肾上腺素和肾上腺皮质激素分泌增加，内脏血管收缩，胃血流量减少，不能清除逆向弥散的 H^+；缺氧和去甲肾上腺素使前列腺素合成减少，黏液分泌不足，HCO_3^- 分泌也减少；应激状态时胃肠运动迟缓，幽门功能失调，造成胆汁反流，胆盐进一步损伤缺血的胃黏膜上皮，使胃黏膜屏障遭受破坏，最终导致黏膜发生糜烂与出血。

二、诊断与鉴别诊断

（一）诊断标准

依据病史和临床表现可做出初步诊断，确诊依赖于 48 h 内急诊胃镜检查。

（二）鉴别诊断

（1）消化性溃疡并出血：消化性溃疡可以上消化道出血为首发症状，需与急性糜烂性胃炎鉴别，急诊胃镜检查可鉴别。

（2）肝硬化食管静脉曲张破裂出血：患者多有肝炎病史，并有肝功能减退和门脉高压表现，如低蛋白血症、腹水、侧支循环建立等，结合 X 线钡剂和胃镜检查，可与急性糜烂性胃炎相鉴别。

（3）其他：急性糜烂性胃炎还需与引起上消化道出血的其他疾病，如胃癌、食管贲门黏膜撕裂、胆道疾病等鉴别，通过这些原发疾病的临床表现和胃镜、B 超、CT、MRI 等辅助检查，一般可做出鉴别。

三、诊疗原则

（1）应去除诱发病因，治疗原发病，迅速降低胃内酸度，同时进行有效的药物止血治疗。

（2）对伴上消化道大出血者应立即建立静脉通道，积极补液，酌量输注新鲜血液，迅速纠正休克及水电解质紊乱。

四、治疗措施

（一）黏膜保护剂

无明显出血者，可应用黏膜保护剂，如硫糖铝混悬剂 2 包口服，每日 3～4 次，铝碳酸镁 3 片口服，每日 3～4 次。近年来多应用替普瑞酮（商品名：施维舒）胶囊 50 mg 口服，每日 3 次或前列腺素 E_2 衍生物米索前列醇（Misoprostol，商品名：喜克溃），常用量为 200 g，每日 4 次，餐前和睡前口服，还可选用胶体果胶铋、吉法酯或麦滋林-S 颗粒等黏膜保护剂。

（二）H_2 受体拮抗药

轻者可口服 H_2 受体拮抗药，如西咪替丁 1.0～1.2 g/d，分 4 次口服；雷尼替丁 300 mg/d，分 2 次口服；法莫替丁 40 mg/d，分 2 次口服。重者可静脉滴注用药。H_2 受体拮抗药可有效抑制胃酸的分泌，减轻 H^+ 逆弥散，使用中需注意 H_2 受体拮抗药的不良反应。

（三）质子泵抑制药

一般而言，其抑酸作用要强于 H_2 受体拮抗药。轻者可选用口服制剂，如奥美拉唑 20～40 mg/d，兰索拉唑 30～60 mg/d，潘多拉唑 40 mg/d。近年来抑酸作用更强的制剂已应用于临床，主要有雷贝拉唑（Rabeprazole，商品名：波利特）10～20 mg/d，因其药动学的特点属非酶代谢（即不依赖肝细胞色素 P_{450} 同工酶 CYP_2C_{19} 进行代谢），故其抑酸效果无个体差异性；埃索美拉唑（Esomeprazole），20～40 mg/d，口服。

（四）大出血者应积极采取以下治疗措施

（1）补充血容量：输液开始宜快，可选用 0.9%氯化钠注射液、林格液、右旋糖酐-40 等，补液量根据失血量而定，但右旋糖酐-40 24 h 不宜超过 1000 mL。输血指征为①血红蛋白＜70 g/L，红细胞计数＜$3×10^{12}$/L 或血细胞比容＜30%；②收缩压＜10.67 kPa（80 mmHg）；③脉率＞120 次/分。

（2）局部止血：留置胃管，可观察出血情况、判断治疗效果、降低胃内压力，也可经胃管注入药物止血。①去甲肾上腺素 6～8 mg 加于 0.9%氯化钠注射液 100 mL 中，分次口服或胃内间歇灌注；②凝血酶 1 000～4 000 U 加水稀释，分次口服或胃管注入；③云南白药 0.5 g 加水溶解后口服，每日 3 次；④冰盐水，即注入 3～5 ℃冰盐水，每次约 500 mL，反复冲洗，直至冲洗液清亮，总量不超过 3 000 mL，可清除胃内积血，使黏膜下层血管收缩，有利于止血。

（3）止血药：①卡巴克洛，可以减低毛细血管的渗透性并增加断裂毛细血管断端回缩作用，每 4～8 小时肌内注射 10 mg；②酚磺乙胺，能促使血小板凝血活性物质的释放，并增加其集聚活性与黏附性，可用 2～4 g 加入 5%葡萄糖溶液或 0.9%氯化钠注射液中输入；③也可酌情选用巴曲酶、氨基己酸、氨甲苯酸等药物。

（4）抑酸剂：抑酸剂可以减少胃酸分泌，防止 H^+ 逆向弥散，pH 上升后，可使胃蛋白酶失去活性，有利于凝血块的形成，从而达到间接止血的目的。

①H_2受体拮抗药，如西咪替丁每次 600～1200 mg，每日 1～2 次；法莫替丁每次 20～40 mg，每日 1～2 次，加入葡萄糖注射液或 0.9%氯化钠注射液中静脉滴注。②质子泵抑制药，奥美拉唑静脉滴注 40 mg，每日 1～2 次；潘托拉唑 40 mg 静脉滴注，每日 1～2 次。

（5）生长抑素：人工合成的生长抑素具有减少胃酸和胃蛋白酶分泌及降低内脏血流量的作用，常用奥曲肽（8 肽，Sandostatin，善宁）首剂 100 μg，皮下或静脉注射，然后以 20～50 μg/h 的速度静脉维持 24～48 h；生长抑素（Somatostatin，思他宁，14 肽），首次以 250 μg 静脉注射，再以 250 μg/h 静脉持续滴注，必要时剂量可加倍。

（6）内镜下止血：可用 5%～10%孟氏液 30～50 mL 或去甲肾上腺素、凝血酶局部喷洒止血，也可酌情选用电凝、激光、微波凝固止血，常规止血方法无效时可选用内镜下止血方法。

（7）选择性动脉内灌注垂体后叶素：常规止血方法无效时可考虑应用放射介入治疗，方法为经股动脉穿刺插管，将垂体后叶素灌注入腹腔动脉及肠系膜上动脉，每 5 分钟 0.1～0.3 U，维持 18～24 h。近年来多选用特利加压素每次 1～2 mg 灌注，疗效更好且不良反应少。

五、疗效评价

急性胃黏膜病变患者在给予有效的药物止血措施后，出血症状可好转并逐渐停止；若能同时去除病因，往往可以痊愈；少数伴有应激性溃疡出血者经 24～48 h 内科积极治疗无效，仍难以控制出血时，在急诊胃镜检查后基本明确诊断的基础上，可选用外科手术治疗。

六、出院医嘱

（1）照护原则：患者应卧床休息，禁食或流质饮食。加强护理，密切观察神志、呼吸血压变化及出血情况，记录 24 h 出入量。

（2）注意事项：药物因素诱发的患者应停服有关药物如非甾体抗炎药。

第二节　功能性消化不良

功能性消化不良（functional dyspepsia，FD）是指具有上腹痛、上腹胀、早饱、嗳气、食欲缺乏、恶心、呕吐等上腹不适症状，经检查排除了引起这些症状的胃肠道、肝胆道及胰腺等质性疾病的一组临床综合征，症状可持续或反复发作，症状发作时间每年超过 1 个月。FD 是临床上最常见的一种功能性胃肠病。

一、病因与发病机制

（1）健康人在消化间期表现为特征性的移行性复合运动波（MMC），其中 MMC Ⅲ期起清道夫的重要作用，餐后进入消化期，近端胃呈适应性舒张，容纳食物，远端胃收缩、蠕动，消化食物，使其变为细小的颗粒。胃窦、幽门与十二指肠的协调运动在排空过程中起重要作用。FD 患者的胃窦、幽门与十二指肠动力异常，不仅存在于消化期，而且见于消化间期，后者包括 MMC Ⅲ期出现次数减少，MMC Ⅱ期的动力减弱和十二指肠胃反流等，因此患者空腹就有症状，餐后也不减轻，甚至加重。

（2）FD 的病因和发病机制至今尚不完全清楚，可能与多种因素有关。目前认为，上胃肠道动力障碍是主要的病理生理学基础，精神因素和应激因素也一直被认为与其发病有密切关系。

FD 患者存在个性异常、焦虑、抑郁积分明显高于正常人群和十二指肠溃疡组。

二、诊断与鉴别诊断

（一）诊断标准

FD 的诊断标准如下：①消化不良症状在一年中持续 4 周或 3 个月以上；②

内镜检查无食管、胃和十二指肠溃疡、糜烂和肿瘤性病变，也无这类疾病病史；③B 超、X 线、CT、MRI 检查和有关实验室检查排除了肝、胆、胰腺疾病；④无精神病、结缔组织病、内分泌和代谢疾病及肾病存在；⑤无腹部手术史。

（二）鉴别诊断

诊断 FD 患者时，必须除外器质性消化不良，后者经有关检查能显示相关病因，如消化性溃疡、糜烂性胃炎、食管炎及恶性疾病等。FD 需与下列疾病鉴别：①慢性胃炎。慢性胃炎的症状与体征均很难与 FD 鉴别。胃镜检查发现胃黏膜明显充血、糜烂或出血，甚至萎缩性改变，则常提示慢性胃炎。②消化性溃疡。消化性溃疡的周期性和节律性疼痛也可见于 FD 患者，X 线钡剂发现龛影和胃镜检查观察到溃疡病灶可明确消化性溃疡的诊断。③慢性胆囊炎。慢性胆囊炎多与胆结石并存，也可出现上腹饱胀、恶心、嗳气等消化不良症状，腹部 B 超、口服胆囊造影、CT 等影像学检查多能发现胆囊结石和胆囊炎征象可与 FD 鉴别。④其他。FD 还需与其他一些继发胃运动障碍疾病，如糖尿病胃轻瘫、胃肠神经肌肉病变相鉴别，通过这些疾病特征性的临床表现与体征一般可做出鉴别。

三、诊疗原则

FD 主要是对症治疗，要遵循综合治疗和个体化治疗的原则，治疗包括避免可能的诱发因素，缓解症状，减少复发以提高生活质量。

四、治疗措施

FD 尚无特效药，主要是经验性对症治疗。

（1）抑制胃酸分泌药：适用以上腹痛伴有反酸为主要症状者，可选择碱性制酸剂或酸分泌抑制药，如西咪替丁等 H_2 受体拮抗药或奥美拉唑等质子泵抑制药等。

（2）促胃肠动力药：适用于以上腹饱胀、早饱、嗳气为主要症状者。多潘立酮为周围性多巴胺受体阻滞药，常用剂量为 10 mg，每天 3 次，饭前 15 min

服；西沙必利为 5-羟色胺受体激动药，用量为 5～10 mg，每天 3 次，餐前 15～30 min 服用，疗程 2～8 周。但西沙必利可致腹鸣、稀便或腹泻、腹痛和心肌 QT 间期延长等不良反应，故现已较少应用，心脏病患者更应慎用。甲氧氯普胺（胃复安）为中枢性及周围性多巴胺受体阻滞药，因长期服用锥体外系不良反应大，故现已少用或不用。近年来新的促胃肠动力药如莫沙必利、依托比利等也可选用，莫沙必利常用剂量为每次 5 mg，每日 3 次，于餐前 30 min 服用。对疗效不佳者，抑制胃酸分泌药和促胃肠动力药可轮换用或合用。

（3）抗幽门螺旋杆菌（Hp）治疗：对小部分 FD 伴有（Hp）感染的患者应加用杀灭 Hp 药物，一般采用二联或三联药物疗法。

（4）抗抑郁药：上述治疗疗效欠佳而伴随明显焦虑、紧张、抑郁等症状者可试用抗抑郁药，但起效较慢。常用药有二环类抗抑郁药，如阿米替林 25 mg，每天 2～3 次，具有抗 5-羧色胺作用的抗抑郁药，如氟西汀 20 mg，每天 1 次，宜从小剂量开始，注意药物不良反应。

（5）其他：可用黏膜保护剂，如氢氧化铝凝胶、铋剂、硫糖铝、麦滋林-S 等。

五、疗效评价

FD 患者经上述治疗，症状一般可得到有效控制。大多数患者在去除焦虑、紧张等情绪因素并通过系统的药物治疗后，可痊愈出院。据报道约 3% 患者可发展成消化性溃疡，约 25% 患者可多年不愈，甚至终身罹患。

六、出院医嘱

（1）照护原则：建立良好的生活习惯，避免烟、酒及服用非甾体抗炎药，避免个人生活经历中会诱发症状的食物。由于心理因素可引起发病，应进行解释和劝告，调整患者的心理状态。

（2）注意事项：注意根据患者不同特点进行心理治疗，消除患者对所患疾病的恐惧和疑虑。若有失眠、焦虑者可于睡前口服适当镇静催眠药。少数 FD 患者药物治疗疗效不佳，可采用多种药物联合治疗，同时进行心理行为治疗，必要时可结合暗示治疗。

（3）常规用药：根据患者的临床表现，一般给予抑酸剂、促动力药和黏膜保护剂。若伴随明显焦虑、紧张、抑郁等症状者可加用抗抑郁药物。

第三节　消化性溃疡

消化性溃疡主要指发生于胃和十二指肠的慢性溃疡，是一多发病、常见病。溃疡的形成有各种因素，其中酸性胃液对黏膜的消化作用是溃疡形成的基本因素，因此得名。酸性胃液接触的任何部位，如食管下段、胃肠吻合术后吻合口、空肠及具有异位胃黏膜的 Meckel 憩室。绝大多数的溃疡发生于十二指肠和胃，故又称胃、十二指肠溃疡。

一、病因

近年来的实验与临床研究表明，胃酸分泌过多、幽门螺杆菌感染和胃黏膜保护作用减弱等因素是引起消化性溃疡的主要环节。胃排空延缓和胆汁反流、胃肠肽的作用、遗传因素、药物因素、环境因素和精神因素等，都和消化性溃疡的发生有关。

（一）胃酸分泌过多

盐酸是胃液的主要成分，由壁细胞分泌，受神经、体液调节。已知壁细胞内含有 3 种受体，即组胺受体、胆碱能受体和胃泌素受体，分别接受组胺、乙酰胆碱和胃泌素的激活。当壁细胞表面受体一旦被相应物质结合后，细胞内第二信使便激活，进而影响胃酸分泌。

在十二指肠溃疡的发病机制中，胃酸分泌过多起重要作用。十二指肠溃疡患者的胃酸基础分泌量（BAO）和最大分泌量（MAO）均明显高于常人；十二指肠溃疡绝不发生于无胃酸分泌或分泌很少的人。食糜自胃进入十二指肠后，在胃酸和食糜的刺激兴奋下，胰腺大量分泌胰液泌素、胰酶泌素、促胆囊收缩素，肠黏膜除分泌黏液外，也释放激素如肠高血糖素、肠抑胃肽（GIP）、血管活性肠肽（VIP），这类激素具有抑制胃酸分泌和刺激胃泌素分泌的作用，故十二指肠黏膜释放这些激素的功能减退时，可引起胃泌素、胃酸分泌增高，促成十二指肠溃疡的形成。

胃溃疡在病程的长期性、反复性，并发症的性质，以及在胃酸减少的条件下溃疡趋向愈合等方面，均提示其发病机制与十二指肠溃疡有相似之处。但是，胃溃疡患者的 BAO 和 MAO 均与正常人相似，甚至低于正常；一些胃黏膜保护药物（非抗酸药）虽无减少胃酸的作用，却可以促进溃疡的愈合；一些损伤胃黏膜的药物如阿司匹林可引起胃溃疡，以及在实验动物不断从胃腔吸去黏液可导致胃溃疡等事实，均提示胃溃疡的发生起因于胃黏膜的局部。由于胃黏膜保护屏障的破坏，不能有效地对抗胃酸和胃蛋白酶的侵蚀和消化作用，而致溃疡发生。

（二）幽门螺杆菌感染

幽门螺杆菌（Hp）感染是慢性胃炎的主要病因，是引起消化性溃疡的重要病因：在 Hp 黏附的上皮细胞可见微绒毛减少，细胞间连接丧失，细胞肿胀、表面不规则，细胞内黏液颗粒耗竭，空泡样变，细菌与细胞间形成黏着蒂和浅杯样结构。

（三）胃黏膜保护作用

正常情况下，各种食物的理化因素和酸性胃液的消化作用均不能损伤胃黏膜而导致溃疡形成，乃是由于正常胃黏膜具有保护功能，包括黏液分泌、胃黏膜屏障完整性、丰富的黏膜血流和上皮细胞的再生等。无论是黏液抑或重碳酸盐，单独均不能防止胃上皮免受胃酸和胃蛋白酶的损害，两者结合则形成有效的屏障。这一梯度的形成取决于碱分泌的速率及其穿过黏液层的厚度，而黏液层的厚度又取决了黏液新生和从上皮细胞表面丢失入胃腔的速率。上述因素中任何一个或数个受到干扰，Hp 梯度便会减低，防护性屏障便遭到破坏。

（四）胃排空延缓和胆汁反流

胃溃疡病时胃窦和幽门区域的这种退行性变可使胃窦收缩失效，从而影响食糜的向前推进。胃排空延缓可能是胃溃疡病发病机制中的一个因素。

十二指肠内容物中某些成分，如胆汁酸和溶血卵磷脂可以损伤胃上皮。十二指肠内容物反流入胃可以引起胃黏膜的慢性炎症。受损的胃黏膜更易遭受酸和胃蛋白酶的破坏。胃溃疡病时空腹胃液中胆汁酸结合物较正常对照者的浓度显著增高，从而推测胆汁反流入胃可能在胃溃疡病的发病机制中起重要作用。

（五）胃肠肽的作用

已知许多胃肠肽可以影响胃酸分泌，但只有胃泌素与消化性溃疡关系的研究较多。关于胃泌素在寻常的消化性溃疡发病机制中所起的作用，尚不清楚。

（六）遗传因素

现已一致认为消化性溃疡的发生具有遗传素质，而且证明胃溃疡和十二指肠溃疡病系单独遗传，互不相干。胃溃疡患者的家族中，胃溃疡的发病率较正常人高 3 倍，而在十二指肠溃疡患者的家族中，较多发生的是十二指肠溃疡而非胃溃疡。

（七）药物因素

某些解热镇痛药、抗癌药等，如吲哚美辛、保泰松、阿司匹林、肾上腺皮质激素、氟尿嘧啶、氨甲蝶呤等曾被列为致溃疡因素。非类固醇抗炎药，如吲哚美辛、保泰松、布洛芬、萘普生等，也可在不同程度上抑制前列腺素的合成，从而在理论上可以产生类似阿司匹林的临床效应。利舍平（利血平）等药具有组胺样作用，可增加胃酸分泌，故有潜在致溃疡作用。

（八）环境因素

吸烟可刺激胃酸分泌增加，长期大量吸烟不利于溃疡的愈合，亦可致复发。食物对胃黏膜可引起理化性质损害作用。暴饮暴食或不规则进食可能破坏胃分泌的节律性。据临床观察，咖啡、辛辣调料、泡菜等食品，以及不良饮食习惯，均可能是本病发生的有关因素。

（九）精神因素

根据现代的心理—社会—生物医学模式观点，消化性溃疡属于典型的心身疾病范畴之一，心理因素可影响胃液分泌。

二、诊断与鉴别诊断

（一）诊断

依据本病慢性病程、周期性发作及节律性上腹痛等典型表现，一般可做出初步诊断。但消化性溃疡的确定诊断，尤其是症状不典型者，需通过钡剂 X 线和（或）内镜检查才能建立。

（二）鉴别诊断

1.胃癌

胃良性溃疡与恶性溃疡的鉴别十分重要，两者的鉴别有时比较困难。以下情况应当特别重视：①中老年人近期内出现中上腹痛、出血或贫血；②胃溃疡患者的临床表现发生明显变化或抗溃疡药物治疗无效；③胃溃疡活检病理有肠上皮化生或不典型增生者。临床上，对胃溃疡患者应在内科积极治疗下，定期进行内镜检查随访，密切观察直到溃疡愈合。

2.慢性胃炎

本病亦有慢性上腹部不适或疼痛，其症状可类似消化性溃疡，但发作的周期性与节律性一般不典型。胃镜检查是主要的鉴别方法。

3.胃神经官能症

本病可有上腹部不适、恶心呕吐，或者酷似消化性溃疡，但常伴有明显的全身神经官能症状。情绪波动与发病有密切关系。内镜检查与 X 线检查未发现明显异常。

4.胆囊炎胆石症

多见于中年女性，常呈间歇性、发作性右上腹痛，常放射到右肩胛区，可又胆绞痛、发热、黄疸、Murphy 征阳性。进食油腻食物常可诱发。B 超检查可以做出诊断。

5.胃泌素瘤

本病又称 Zollinger Ellison 综合征，有顽固性多发性溃疡，或有异位性溃疡，胃次全切除术后容易复发，多伴有腹泻和明显消瘦。患者胰腺有非 B 细胞瘤或胃窦 G 细胞增生，血清胃泌素水平增高，胃液和胃酸分泌显著增多。

6.功能性消化不良

功能性消化不良中的溃疡样（ulcer like）型症状酷似消化性溃疡，其鉴别有赖于内镜或 X 线检查。

三、治疗

本病确诊后一般采取综合性治疗措施，包括内科基本治疗、药物治疗、并发症的治疗和外科治疗。治疗消化性溃疡的目的在于：缓解临床症状；促进溃疡愈合；防止溃疡复发；减少并发症。但目前现有的各种疗法尚不能改变消化性溃疡的自然病程和根治溃疡。

（一）内科治疗

1.生活

消化性溃疡属于典型的心身疾病范畴，心理－社会因素对发病起着重要作用，因此乐观的情绪、规律的生活、避免过度紧张与劳累，无论在本病的发作期或缓解期均很重要。当溃疡活动期，症状较重时，卧床休息数天乃至 1～2 周。

2.饮食

在 H_2 受体拮抗药问世以前，饮食疗法曾经是消化性溃疡的唯一或主要的治疗手段。1901 年，Lenhariz 指出少食多餐对患者有利。其后，Sippy 饮食疗法问世，并一直在临床上沿用达数十年之久。Sippy 饮食主要由牛奶、鸡蛋、奶油组成，以后还包括了一些"软"的非刺激性食物，其原理在于这些食物能够持久地稀释和中和胃酸。对消化性溃疡患者的饮食持下列观点：①细嚼慢咽，避免急食，咀嚼可增加唾液分泌，后者能稀释和中和胃酸，并可能具有提高黏膜屏障作用；②有规律的定时进食，以维持正常消化活动的节律；③当急性活动期，以少吃多餐为宜，每天进餐 4～5 次即可，但一旦症状得到控制，应鼓励较快恢复到平时的一日三餐；④饮食宜注意营养，但无须规定特殊食谱；⑤餐间避免零食，睡前不宜进食；⑥在急性活动期，应戒烟酒，避免咖啡、浓茶、浓肉汤和辣椒酸醋等刺激性调味品或辛辣的饮料，以及损伤胃黏膜的药物；⑦饮食不过饱，以防止胃窦部的过度扩张而增加胃泌素的分泌。

3.镇静

对少数伴有焦虑、紧张、失眠等症状的患者，可短期使用一些镇静药。

4.避免应用致溃疡药物

应劝阻患者停用诱发或引起溃疡病加重或并发出血的有关药物，包括：①水杨酸盐及非类固醇抗炎药（NSAIDs）；②肾上腺皮质激素；③利舍平等。如果因风湿病或类风湿病必须用上述药物，应当尽量采用肠溶剂型或小剂量间断应用。

（二）药物治疗

治疗消化性溃疡的药物主要包括：降低胃酸的药物、根除幽门螺杆菌感染的药物和增强胃黏膜保护作用的药物。

1.降低胃酸的药物

包括制酸药和抗分泌药两类。制酸药与胃内盐酸作用形成盐和水，使胃酸降低。种类繁多，有碳酸氢钠、碳酸钙、氧化镁、氢氧化铝、三硅酸镁等，其治疗作用在于：①结合和中和 H^+，从而减少 H^+ 向胃黏膜的反弥散，同时也可减少进入十二指肠的胃酸。②提高胃液的 pH，降低胃蛋白酶的活性。胃液 pH $1.5 \sim 2.5$ 时，胃蛋白酶的活性最强。制酸药分可溶性和不溶性两大类，碳酸氢钠属于可溶性，其他属于不溶性。前者止痛效果快，但长期和大量应用时，不良反应较大。含钙、铋、铝的制酸剂可致便秘，镁制剂可致腹泻，常将 2 种或多种制酸药制成复合剂，以抵消其不良反应。抗分泌药物主要有组胺 H_2 受体拮抗药和质子泵抑制药两类。组胺 H_2 受体拮抗药选择性竞争 H_2 受体，从而使壁细胞内 cAMP 产生及胃酸分泌减少，故对治疗消化性溃疡有效。胃酸分泌最后一步是壁细胞分泌膜内质子泵驱动细胞 H^+ 与小管内 K^+ 交换，质子泵即 H^+-K^+-ATP 酶。质子泵抑制药可明显减少任何刺激激发的酸分泌。

2.Hp 感染的治疗

对 Hp 感染的治疗主要是应用具有杀菌作用的药物。清除指药物治疗结束时 Hp 消失,根除指药物治疗结束后至少 4 周无 Hp 复发。临床上要求达到 Hp 根除,消化性溃疡的复发率可大大降低。体外药物敏感试验表明,在中性 pH 条件下,Hp 对青霉素最为敏感,对氨基糖苷类、四环素类、头孢菌素类、氧氟沙星、环西沙星、红霉素、利福平等高度敏感,对大环内酯类、呋喃类、氯霉素等中度敏感,对万古霉素有高度抗药性。但 Hp 对铋盐中度敏感。

3.加强胃黏膜保护作用的药物

已知胃黏膜保护作用的减弱是溃疡形成的重要因素,近年来的研究认为加强胃黏膜保护作用,促进黏膜的修复是治疗消化性溃疡的重要环节之一。

(1)胶态次枸橼酸铋(CBS):商品名 De-Nol、德诺、迪乐。CBS 对消化性溃疡的疗效大体与 H_2 受体拮抗药相似。CBS 在常规剂量下是安全的,口服后主要在胃内发挥作用,仅约 0.2%吸收入血。严重肾功能不全者忌用该药。少数患者服药后出现便秘、恶心、一时性血清转氨酶升高等。

(2)前列腺素 E:是近年来用于治疗消化性溃疡的一类药物。前列腺素具有细胞保护作用,能加强胃肠黏膜的防卫能力,但其抗溃疡作用主要基于其对胃酸分泌的抑制。

(3)硫糖铝:硫糖铝是硫酸化二糖和氢氧化铝的复合物,在酸性胃液中,凝聚成糊状黏稠物,可附着于胃、十二指肠黏膜表面,与溃疡面附着作用尤为显著。

(4)表皮生长因子(EGF):EGF 是一种多肽,由唾液腺、Brunner 腺和胰腺分泌。GGF 不被肠道吸收,能抵抗蛋白酶的消化,在黏膜防御和创面愈合中起重要作用,EGP 不仅能刺激黏膜细胞增殖,维护黏膜光整,还可增加前列腺素、巯基和生长抑素的释放。胃肠外的 EGF 还能抑制壁细胞的活力和各种刺激引起的酸分泌。

(5)生长抑素:生长抑素能抑制胃泌素分泌,而抑制胃酸分泌,可协同前列腺素对胃黏膜起保护作用。主要应用于治疗胃、十二指肠溃疡并发出血。

4.促进胃动力药物

在消化性溃疡病例中,如见有明显的恶心、呕吐和腹胀,实验室检查见有胃潴留、排空迟缓、胆汁反流或胃食管反流等表现,应同时给予促进胃动力药物。如甲氧氮普胺、多潘立酮、西沙必利。

5.药物治疗的选择

当今用以治疗消化性溃疡的药物种类众多，新的药物又不断问世，如何选择，尚无统一规范，以下意见可供临床参考。

（1）药物的选用原则：组胺 H_2 受体拮抗药可作为胃、十二指肠溃疡的首选药物。抗酸剂和硫糖铝也可用作第一线药物治疗，但疗效不及 H_2 受体拮抗药。前列腺素拟似品 Misoprostol 主要预防 NSAIDs 相关性溃疡的发生。奥美拉唑可用作第一线药物，但在更多的情况下，用于其他药物治疗失败的顽固性溃疡。Hp 阳性的病例，应采用双联或三联疗法根除 Hp 感染。

（2）难治性和顽固性溃疡的治疗：经正规内科治疗无明显效果，包括溃疡持久不愈合，或在维持治疗期症状仍复发，或发生并发症者，称难治性溃疡，十二指肠溃疡经 8 周，胃溃疡 12 周治疗而未愈合者，称为顽固性溃疡。这时，可尝试增加 H_2 受体拮抗药的剂量，或应用奥美拉唑，后者可使90%的顽固性溃疡愈合。铋剂和抗生素联合治疗清除 Hp 感染，对某些顽固性溃疡也有一定效果。如果药物治疗失败宜考虑手术。

（3）NSAIDs 相关性溃疡的治疗：阿司匹林和其他 NSAIDs 能抑制黏膜合成前列腺素，削弱细胞保护作用，增加黏膜对损伤的敏感性，导致消化性溃疡，尤其是胃溃疡。相当多的胃溃疡患者，尤其是老年人，有服用 NSAIDs 病史。NSAIDs 性溃疡常无症状（50%），不少患者以出血为首发症状。

NSAIDs 性溃疡发生后应尽可能停用 NSAIDs，或减量，或换用其他制剂。H_2 受体拮抗药对此种溃疡的疗效远较对一般的溃疡为差。有人认为奥美拉唑有良好效果，不管是否停用 NSAIDs，均可使溃疡愈合。Misoprostol 单用或 H_2 受体拮抗药合用，已被证明有助于溃疡愈合。

（4）溃疡复发的防治：消化性溃疡是一慢性复发性疾病，约80%的溃疡病治愈后在 1 年内复发，5 年内复发率达 100%。如何避免复发是个尚未解决的问题。已经认识到吸烟、胃高分泌、长期的病史和以前有过并发症、使用致溃疡药物、幽门螺杆菌感染是导致溃疡复发的重要危险因素，临床上对每一个消化性溃疡患者要仔细分析病史和有关检查，尽可能地消除或减少上述危险因素。

（5）消化性溃疡的维持治疗：由于消化性溃疡治愈停药后复发率甚高，并发症发生率较高，而且自然病程长达 8～10 年，因此药物维持治疗是个重要的措施。有下列 3 种方案可供选择。①正规维持治疗，适用于反复复发、症状持久不缓解、合并存在多种危险因素或伴有并发症者。维持方法为西咪替丁 400 mg，或雷尼替丁 150 mg，或法莫替丁 120 mg，睡前服用 1 次，也可口服硫糖铝 1 g，每日 2 次。正规长程维持疗法的理想时间尚难定，多数主张至少维持 1～2 年，对于老年人、预期溃疡复发可产生严重后果者，可终身维持。②间隙全剂量治疗，在患者出现严重症状复发或内镜证明溃疡复发时，可给予 1 个疗程全剂量治疗，据报道有 70%以上患者可取得满意效果。③按需治疗，本法系在症状复发时，给予短程治疗、症状消失后即停药。对有症状者，应用短程药物治疗，目的在于控制症状，而让溃疡自发愈合。事实上，有相当多的消化性溃疡患者在症状消失后即自动停药。按需治疗时，虽然溃疡愈合较慢，但总的疗效与全程治疗并无不同。下列情况不适合此法：60 岁以上，有溃疡出血或穿孔史，每年复发 2 次以上以及合并其他严重疾病者。

（三）并发症的治疗

1.大量出血

消化性溃疡病并发大量出血，常可引起周围循环衰竭和失血性贫血，应当进行紧急处理：①输血输液补充血容量、纠正休克和稳定生命体征是重要环节。②同时给予全身药物止血。如生长抑素 250 μg，稀释后静脉滴注，以后每小时注入 250 μg，治疗 24～48 h 有止血作用。组胺 H_2 受体拮抗药能减少胃酸分泌，有助于止血、溃疡愈合，可选择西咪替丁 0.8 g/d 或法莫替丁 40 mg/d，溶于 500 mL 葡萄糖注射液中，静脉滴注。也可选用质子泵抑制药奥美拉唑 40 mg/d 加入补液中滴注。

以下情况考虑紧急或近期内外科手术治疗：

①中、老年患者，原有高血压、动脉硬化，一旦大出血，不易停止；②多次大量出血的消化性溃疡；③持续出血不止，虽经积极治疗措施未见效；④大量出血合并幽门梗阻或穿孔，内科治疗多无效果。

2.急性穿孔

胃十二指肠溃疡一旦并发急性穿孔，应禁食，放置胃管抽吸胃内容物，防止腹腔继发感染。无腹膜炎发生的小穿孔，可采用非手术疗法。

饱食后发生穿孔，常伴有弥散性腹膜炎，需在 6～12 h 内施行急诊手术。

慢性穿孔进展较缓慢，穿孔毗邻脏器，可引起粘连和瘘管形成，必须外科手术。

3.幽门梗阻

功能性或器质性幽门梗阻的初期，其治疗方法基本相同。

①静脉输液，以纠正水、电解质代谢紊乱或代谢性碱中毒；②放置胃管连续抽吸胃内潴留物72 h后，于每日晚餐后4 h行胃灌洗术，以解除胃潴留和恢复胃张力；③经胃灌洗术后，如胃潴留已少于200 mL，表示胃排空已接近正常，可给流质饮食；④消瘦和营养状态极差者，宜及早予以全肠外营养疗法；⑤口服或注射组胺H_2受体拮抗药；⑥应用促进胃动力药，如吗丁啉或西沙必利，但禁用抗胆碱能药物如阿托品、颠茄类，因此类药物能使胃松弛和胃排空减弱而加重胃潴留。

第三节　肝硬化

肝硬化（hepatic sclerosis）是临床常见的慢性进行性肝病，由一种或多种病因长期或反复作用形成的弥散性肝损害。病理组织学上有广泛的肝细胞坏死、残存肝细胞结节性再生、结缔组织增生与纤维隔形成，导致肝小叶结构破坏和假小叶形成，肝逐渐变形、变硬而发展为肝硬化。临床上以肝功能损害和门脉高压症为主要表现，并有多系统受累，晚期常出现上消化道出血、肝性脑病、继发性感染等并发症。

一、病因及发病机制

（一）发病原因

引起肝硬化的病因很多，不同地区的主要病因也不相同。欧美以酒精性肝硬化为主，我国以肝炎病毒性肝硬化多见，其次为血吸虫病肝纤维化，酒精性肝硬化亦逐年增加。研究证实，2种病因先后或同时作用于肝，更易产生肝硬化。如血吸虫病或长期大量饮酒者合并乙型病毒性肝炎等。

（1）病毒性肝炎。乙型及丙型病毒性肝炎可以发展成肝硬化，称为病毒性肝炎后肝硬化。

（2）慢性血吸虫病的肝汇管区结缔组织增生，常引起显著的门脉高压症。

（3）酒精中毒。酗酒引起的肝硬化，称为酒精性肝硬化。

（4）化学毒物或药物。长期反复接触四氯化碳、磷、砷等化学毒物，或长期服用某些药物如双醋酚汀、辛可芬、甲基多巴等，可引起中毒性肝炎，最后演变为肝硬化，称为中毒性肝硬化。

（5）长期肝外胆管阻塞或肝内胆汁淤积时，高浓度的胆酸特别是双氢胆酸可使肝细胞发生变性、坏死及纤维化，而发展为肝硬化，称为胆汁性肝硬化。

（6）循环障碍。慢性心功能不全、缩窄性心包炎、下腔静脉阻塞等肝以上部位的心血管病变，使肝静脉回流受阻，肝长期阻塞性充血及缺氧，导致肝细胞坏死和萎缩、纤维组织增生，最终演变为肝硬化，称为淤血性肝硬化，由心脏病引起者，称为心源性肝硬化。

（7）营养不良或失调作为肝硬化的病因尚有争议。

（8）由于遗传缺陷，导致某些物质的代谢障碍而沉积于肝，引起肝细胞变性坏死及结缔组织增生，发展为肝硬化。

（二）发病机制

1.病理过程

肝硬化的病因很多，其形成途径和发病机制亦不相同，有的通过慢性肝炎的途径（如病毒性肝炎）；有的以大囊泡性肝脂肪变性途径（如酒精性肝病）；有的以长期肝内、外胆汁淤积或肝静脉回流障碍，致门脉区或小叶中央区纤维化的途径等。不论何种病因、哪种途径，都涉及肝细胞炎性坏死、结节性肝细胞再生和肝纤维化等3个相互联系的病理过程。

2.病理分类

肝硬化因病因、炎症程度以及病情发展的不同，可呈现不同的病理类型，目前仍多采用1974年国际肝胆会议所确定的病理分类，按结节大小、形态分为4型。

（1）小结节性肝硬化：结节大小比较均匀，一般在3～5 mm，最大不超过1 cm，纤维隔较细，假小叶大小一致。此型肝硬化最多见。

（2）大结节性肝硬化：结节较粗大，且大小不均，直径一般在1～3 cm，以大结节为主，最大直径可达 3～5 cm，结节由多个小叶构成，纤维隔宽窄不一，一般较宽，假小叶大小不等。此型肝硬化多由大片肝坏死引起。

（3）大小结节混合性肝硬化：为上述 2 型的混合型，大结节和小结节比例大致相等。此型肝硬化亦甚多见。

（4）不完全分隔性肝硬化：又称再生结节不明显性肝硬化，其特点为纤维增生显著，向小叶内延伸，然肝小叶并不完全被分隔，纤维组织可包绕多个肝小叶，形成较大的多小叶结节，结节内再生不明显。此型的病因在我国主要为血吸虫病。

3.病理生理

肝硬化时病理生理变化广泛复杂，几乎累及全身各个系统脏器。

二、诊断与鉴别诊断

（一）诊断

失代偿期肝硬化诊断不难，肝硬化的早期诊断较困难。

1.代偿期

慢性肝炎病史及症状可供参考。如有典型蜘蛛痣、肝掌应高度怀疑。肝质地较硬或不平滑及（或）脾比正常大 2 cm，质硬，而无其他原因解释，是诊断早期肝硬化的依据。肝功能可以正常。蛋白电泳或可异常，单氨氧化酶、血清 P-III-P 升高有助诊断。必要时行肝穿刺病理检查或腹腔镜检查以利确诊。

2.失代偿期

痖状、体征、化验皆有较显著的表现，如腹水、食管静脉曲张。明显脾大、有脾功能亢进及各项肝功能检查异常等，不难诊断。但有时须与其他疾病鉴别。

（二）鉴别诊断

（1）肝硬化的临床表现比较复杂，须与有类似表现的疾病相鉴别。腹水须与下列疾病鉴别。

①结核性腹膜炎：肝硬化腹水初起，且进展较快时，可有腹部胀痛，触

诊有压痛，须与结核性腹膜炎鉴别，后者有结核中毒症状，腹部可有柔韧感，压痛及反跳痛，症状及体征持续不退，腹水性质为渗出液，极少数可为血性腹水。

②癌性腹膜炎：腹腔脏器的癌瘤可转移至腹膜而产生腹水。年龄在40岁以上，起病快发展迅速，腹水可呈血性，腹水中可找到癌细胞。

③卵巢癌：特别是假黏液性囊性癌，常以慢性腹水为临床表现，病情进展缓慢，腹水呈漏出液，有时造成诊断困难，妇科及腹腔镜检查有助于诊断。

④缩窄性心包炎：可有大量腹水，易误诊为肝硬化，但静脉压升高、颈静脉怒张，肝大明显，有奇脉，心音强、脉压小等表现可资鉴别。

⑤巨大肾盂积水及卵巢囊肿：较少见，无移动性浊音，无肝病表现，前者肾盂造影，后者妇科检查可助诊断。

（2）上消化道出血须与消化性溃疡、出血性胃炎、胃黏膜脱垂、胆道出血等相鉴别。

①消化性溃疡出血：常有溃疡病史，脾不大、无脾功能亢进表现。但与肝硬化同时存在，则鉴别困难。急诊内镜有助诊断。肝硬化患者因食管静脉曲张破裂出血者占53%。其余为溃疡病或胃黏膜病变。

②出血性胃炎：可有诱因如酗酒、药物等引起，可有胃痛。与肝硬化合并存在胃黏膜病变时，鉴别困难。可靠的诊断法是急诊内镜检查。

③胆道出血：较少见，常有上腹剧痛、发热、黄疸、胆囊肿大压痛等，呕血常在腹部剧痛后发生。胃镜检查，或止血后做逆行胰胆管造影或经皮经肝胆管造影，可发现胆道系统病变。

以上各种出血均可在必要时选择腹腔动脉造影法进行鉴别诊断。

④脾大：须与其他原因所致的疾病鉴别，如疟疾、白血病、霍奇金病、血吸虫及黑热病等。疟疾有反复发作史，血中可查到疟原虫。慢性粒细胞性白血病末梢血白细胞可达 10×10^9/L 以上，分类中有幼稚粒细胞，骨髓检查可确诊。霍奇金病常伴淋巴结肿大，依靠淋巴结活检可确诊。黑热病在我国已少见，偶有个别病例，不规则发热、鼻出血、牙龈出血、贫血及末梢血白细胞显著减少（3.0×10^9/L 以下），骨髓检查或脾穿刺可找到利杜体。血吸虫病有反复疫水接触史，血吸虫环卵试验、血吸虫补体结合试验及皮肤试验等检查为阳性；直肠黏膜活检可找到血吸虫卵；可做粪便孵化试验。

三、治疗

肝硬化是因组织结构紊乱而致肝功能障碍，目前尚无根治办法。主要在于早期发现和阻止病程进展，延长生命和保持劳动力。

1.代偿期

肝硬化诊断确定后，注意劳逸结合，合理治疗及饮食，应以高热量、高蛋白、维生素丰富易消化的食物为宜，严禁饮酒。避免应用有肝损害的药物。一般可参加轻工作。定期随访。

2.失代偿期

一般病情较重，须休息或住院治疗。

（1）饮食：以易消化、富营养的饮食为宜，适当高蛋白，按 1.0～1.5 g/（kg·d）。适当的高糖、低脂，脂肪约相当于热量的 1/3 左右，总热量每天 8000～10000 J。有肝性脑病时，应限制蛋白，每天 0.5～1.0 g/（kg·d）。防止食管静脉曲张破裂出血，应免用刺激性及硬的食物。有腹水及水肿时应限钠和水的摄入。液体量的维持，以 24 h 的尿量和不显性消耗量为准，或每天在 1500 mL 以下为宜。

（2）补充维生素：肝硬化时有维生素缺乏的表现，适当补充维生素 B_1、维生素 B_2、维生隶 B_6、维生素 B_{12}、维生素 C、维生素 D 及维生素 K、烟酸、叶酸等。

（3）有慢性肝炎活动时，应控制肝炎，必要时抗病毒及免疫调节治疗，如干扰素、阿糖腺苷等，必要时应用泼尼松等治疗。

（4）抗肝纤维化药物：抗纤维化药物在动物实验中可阻止肝纤维化，但临床使用尚少。常有不良反应，影响应用。

泼尼松在肝硬化前期（肝纤维化时）有效，可以促进蛋白合成和胶原吸收，肝硬化晚期则无效。铃兰氨酸（脯氨酸类似物 Cis-4-crminoproline；L-azetidine-2-caboxylic acid；AZC），置换前胶原的羟脯氨酸，影响胶原的合成和分泌，从而使胶原生成减少。秋水仙碱（Colchicine）Kershenobich 报道，1～2 mg/d，每周用药 5 h，疗程 14.5 个月，经连续肝穿刺观察，可见纤维化显著减少。肝功能改善，腹水、水肿消失、脾缩小。青霉胺（D-青霉胺）是合巯基化合物，与铜络合，抑制含铜氨基氧化酶如赖氨酰氧化酶的活力（即单胺氧化酶）切断胶原形成过程的前胶原的共价交联，使胶原纤维的形成受阻。激活胶原酶，促进胶原分解及吸收。

青霉素每天 800 mg。葫芦素 B（甜瓜蒂）有报道其有明显抑制肝纤维化作用，机制尚不明。山黧豆素（Lathyrus-factor）、木瓜蛋白酶，具有对单胺氧化酶的抑制作用。

丹参、冬虫夏草有明显的抗纤维化作用。

近年，有的活血化瘀中药方药在抗纤维化方面取得了明显的疗效。

（5）保护肝细胞，促肝细胞再生，防止肝细胞坏死的药物：常用有葡萄糖醛酸内酯（肝太乐）可有解除肝毒素作用。每次 0.1～0.2 g，口服，每日 3 次，或肌内注射、静脉滴注。水飞蓟宾片（益肝灵）有保护肝细胞膜、抗多种肝毒物作用，每次 2 片，每日 3 次。肌苷、三磷酸胞苷、能量合剂、蛋白同化药等促进肝细胞再生。

近年研究证明促肝细胞生长素、前列腺素 E_2、硫醇类（谷胱甘肽，半胱氨酸）、维生素 E 等均有抗肝细胞坏死，促进细胞再生作用。丹参也可改善肝缺氧，降低变性坏死，改善微循环，促肝糖原及三磷腺苷合成，可使心肌排血量增加，减少肝淤血，利于肝细胞再生。

第二章 呼吸系统疾病

第一节 急性上呼吸道感染

急性上呼吸道感染（acute upper respiratory tract infection）是鼻腔、咽或咽喉部的急性炎症的概称。是最常见的传染性疾病。大多数由病毒引起，少数为细菌所致。其发病不分年龄、性别、职业和地区。传染性强，并可引起较重的并发症，应积极治疗和预防。

【病因和发病机制】 急性上呼吸道感染有 70%～80% 由病毒引起。有鼻病毒、副鼻病毒、埃可病毒（ECHO$_{28}$）、柯萨奇病毒（coxsackie A$_{21}$）、呼吸道合胞病毒（respiratory syncytial virus）、腺病毒、流感病毒甲、乙、丙（influenza A、B、C）型等。细菌感染可直接感染或继发病毒感染之后，以溶血性链球菌为常见，次为肺炎球菌，葡萄球菌，流感嗜血杆菌、偶为革兰阴性菌。其感染主要表现为咽炎或扁桃体炎。

上述的病原微生物（病毒和细菌）在人体受凉、淋雨、过度劳累等诱发因素，使全身或呼吸道局部防御功能降低时，则原已存在上呼吸道的或从外界侵入的病毒或细菌可迅速繁殖，引起本病。尤其是老幼体弱、或患有慢性呼吸道疾患，如鼻旁窦炎、扁桃体炎者，更易诱发。

【流行病学】 本病全年皆可发病，冬春季较多。可通过含有病毒的飞沫或被污染的用具传播，多数为散发性，但气候突变时流行。由于病毒的类型较多，人体对各种病毒感染后产生的免疫力较弱且短暂，并缺乏交叉免疫，同时在健康人群中有病毒携带者，故 1 个人 1 年内可多次感染。

【病理】 鼻腔及咽黏膜充血、水肿、上皮细胞破坏，少数单核细胞浸润，有浆液性及黏液性炎性渗出。继发感染后，有中性粒细胞浸润，大量脓性分泌物。

【临床表现】 根据病因不同，临床表现可有不同的类型。

普通感冒（common cold） 俗称"伤风"又称急性鼻炎或上呼吸道卡他。以鼻部炎症为主要表现。在成人大多数为鼻病毒引起，次为冠状病毒、副流感病毒、呼吸道合胞病毒、埃可病毒、柯萨奇病毒等。起病较急，初期有咽干、咽痒或灼热感，发病同时或数小时后，可有喷嚏、鼻塞、流清水样鼻涕，2～3 d后变稠。可伴咽痛。有时由于耳咽管炎使听力减退，也可出现流泪、味觉迟钝、呼吸不畅、声嘶、少数咳嗽等。一般无发热及全身症状，或仅有低热、不适、轻度畏寒、头痛。检验可见鼻腔黏膜充血、水肿、有分泌物。咽部轻度充血。如无并发症，一般5～7 d痊愈。

病毒性咽炎、喉炎和支气管炎（viral pharyngitis，laryngitis and bronchitis） 根据病毒对上、中呼吸道感染的解剖部位不同引起的炎性反应，临床上可表现为咽炎、喉炎和支气管炎。

急性病毒咽炎多有鼻病毒、腺病毒、流感病毒、副流感病毒，以及肠病毒、呼吸道合胞病毒引起。临床特征为咽部发痒和灼热感，疼痛不持久，也不突出。当吞咽疼痛时，常提示有链球菌感染。咳嗽少见。流感病毒和腺病毒感染时可有乏力和发热。体检咽部明显充血和水肿。颌下淋巴结大且触痛。腺病毒感染可伴有眼结合膜炎。

急性病毒性咽炎多有鼻病毒、流感病毒甲型，副流感病毒及腺病毒引起。临床特征为声嘶，讲话困难、咳嗽时疼痛，常有发热，可有咽炎或咳嗽。体检时可见喉部水肿、充血，局部淋巴结轻度肿大和触痛，可闻及喘息音。

急性病毒性支气管炎多是由呼吸道合胞病毒、流感病毒、冠状病毒、副流感病毒、鼻病毒、腺病毒引起。临床表现为咳嗽有或无痰，痰为黏液性或白色水样，伴有发热和乏力。其他症状常有声嘶、非胸膜性胸骨下疼痛。可闻及干啰音和湿啰音。胸部X线片显示血管阴影增多、增强，但无肺浸润影。流感病毒或冠状病毒急性支气管炎常发生于慢性支气管炎的急性发作。

疱疹性咽峡炎（herpangina） 常由柯萨奇病毒A引起，表现为明显的咽痛、发热、病程约1周。检查可见咽部充血、软腭、悬雍垂、咽及扁桃体表面有灰白色疱疹及浅表溃疡，周围有红晕，以后形成疱疹。多于夏季发作，多见于儿童，偶见成人。

咽结膜炎（pharyngo conjunctival fever） 主要是由腺病毒、柯萨奇病毒等引起。临床表现为发热、咽痛、畏光、流泪、咽及结合膜明显充血。病程4~6 d，常发生于夏季，游泳中传播。多见于儿童。

细菌性咽—扁桃体炎（bacterial pharyngotonsillitis） 多由溶血性链球菌、次为肺炎球菌、葡萄球菌等引起。起病急、明显咽痛、畏寒、发热、体温可达39.0℃以上。检验可见咽部明显充血，扁桃体肿大、充血，表面有黄色点状渗出物，颌下淋巴结肿大压痛，肺部无异常体征。

【实验室检查】

血象：病毒性感染白细胞计数正常或偏低，淋巴细胞比例升高。细菌感染白细胞计数常增多，有中性粒细胞增多和核左移现象。

病毒和病毒抗原的测定 视需要用免疫荧光法、酶联免疫吸附检测法、血清学诊断法和病毒分离和鉴定，以判断病毒的类型，区分病毒和细菌感染。细菌培养判断细菌类型。

【并发症】 可并发急性鼻窦炎、中耳炎、气管支-气管炎。部分患者继发风湿热、肾炎、心肌炎等。

【诊断和鉴别诊断】 根据病史、流行情况、鼻咽部发炎的症状和体征，结合白细胞计数和 X 线检查，可做出临床诊断。进行细菌培养或病毒分离，或病毒血清学检查、免疫荧光法、酶联免疫吸附检测法、血凝抑制试验法等，可确定病因诊断。

本病需与下列疾病鉴别。

过敏性鼻炎 临床上很像"伤风"，所不同者起病急骤、鼻腔发痒、喷嚏频繁，鼻涕呈清水样，每于清晨发作，经过仅数分钟至 1~2 h 痊愈。检查：鼻黏膜苍白、水肿，鼻分泌物涂片可见嗜酸性粒细胞增多。

流行性感冒 常有明显的流行。起病急，全身症状较重，高热、全身酸痛、眼结膜炎症明显。但鼻咽部症状较轻。取患者鼻洗液黏膜上皮细胞的涂片标本，用荧光标记的流感病毒血清免疫染色，置荧光显微镜下检查，有助于早期诊断，或病毒分离或血清学诊断可供鉴别。

急性传染性前驱症状 如麻疹、脊髓灰质炎、脑炎等在患病初期常有上呼吸道症状，在这些疾病的流行季节或流行区应密切观察，并进行必要的实验室检查，以资区别。

【治疗】 呼吸道病毒感染目前尚无特效抗病毒药物。以对症或中医治疗为常用的措施。

对症治疗 病情较重或年老体弱者应卧床休息，忌烟、多饮水，室内空气保持通畅。如有发热、头疼，可选用复方阿司匹林、吲哚美辛、去痛片等；咽痛可用消炎喉片、咽含片、溶酶菌片，或中药六神丸、速效伤风感冒胶囊等口服，也可用碘甘油擦涂咽部；声音嘶哑，可用超声雾化治疗；鼻塞、流涕可用1%麻黄碱滴鼻。

抗生素药物治疗 如有细菌感染，可选用适当抗菌药，如磺胺类、青霉素、多西环素、螺旋霉素、麦迪霉素、头孢类抗生素等。病毒感染一般不用抗生素。

中医治疗 中医学将"伤风"分为风寒型和风热型。

风寒型 明显恶寒，无发热或微热，遍身酸痛、鼻涕清稀、舌苔薄白、脉浮或紧，治疗用辛温解表法，如用葱豉汤（葱白、淡豆豉）。病情重者，用荆防败毒散加减（荆芥、防风、羌活、紫苏叶、前胡、生姜）。头疼加白芷，熬汤热服。

风热型 发热、稍恶寒、头疼、鼻涕黄稠、口干、咽红、舌苔黄、脉浮数。以辛凉解表、祛风清热为主。如用银翘解毒丸或桑菊感冒片。症状重者可用银翘散加减（银花、连翘、薄荷、荆芥、牛蒡子、芦根、桔梗），高热加黄芩，咽痛加射干、山豆根。

【预防】 锻炼身体，增强体质，提高机体防御疾病的能力及对寒冷的适应能力，做好防寒工作。病毒感染者应注意呼吸道隔离，防止交叉感染。

【护理】

（1）发热患者注意减少活动，卧床休息。室内空气要新鲜，温度保持在22~26℃之间，这样对呼吸道黏膜适合，易使炎症消失，并减少并发症。

（2）保持鼻咽部通畅，鼻塞有分泌物时应及时清除，必要时用0.5%~1%麻黄碱液滴鼻内，鼻孔四周应保持清洁，鼻下皮肤可涂油类以减少分泌物刺激。

（3）口腔应保持清洁，食后应漱口，避免口腔感染；必要时口唇涂油以免干燥。

（4）予以消化富营养、多维生素的食物，注意饮水。

（5）常更换体位以防肺炎，头胸略高，以便呼吸道通畅。

（6）高热时应置冰袋于头部，或50%乙醇（酒精）擦拭腋下，腘窝等血管丰富的地方，以利于降温，口服降温药物后如出汗较多应及时擦干，如内衣及被褥潮湿应及时更换。

（7）嘱患者注意锻炼身体，增强抗寒能力，戒酒烟等增加机体的抗病能力。

第二节　急性气管－支气管炎

急性气管-支气管炎（acute tracheobronchitis）是由感染、物理化学刺激或过敏引起的气管-支气管黏膜的急性炎症。临床主要症状有咳嗽和咳痰。常见于寒冷季节或气候突变之时诱发。

【病因和发病机制】

感染　引起急性上呼吸道炎症的病毒或细菌可蔓延引起本病。常见的致病细菌为肺炎球菌、流感嗜血杆菌、链球菌和葡萄球菌。常在病毒感染的基础上继发感染。

物理、化学因素　过冷空气、粉尘、刺激性气体或烟雾（如二氧化硫、二氧化氮、氨气、氯气等）的吸入，对气管-支气管黏膜急性刺激也可引起。

过敏反应　常见的致敏源，如花粉、有机粉尘、真菌孢子的吸入；钩虫、蛔虫的幼虫在肺移行；或对细菌蛋白质的过敏，引起气管-支气管炎的过敏性炎症反应，亦可导致本病。

【病理】　气管、支气管黏膜充血、水肿、纤毛细胞损伤脱落，黏膜腺体增大，分泌物增加，并有淋巴细胞和中性粒细胞浸润。若细菌感染，分泌物可呈黏液脓性。炎症消退后黏膜的结构和功能可恢复正常。

【临床表现】　起病较急，常有急性上呼吸道感染症状。当炎症累及气管、支气管黏膜，则出现咳嗽、咳痰，先为干咳或少量黏液性痰，后可转为黏液脓性，痰量增多，咳嗽加剧，偶可痰中带血。如支气管发生痉挛，可出现程度不等的气促，伴胸骨后发紧感。体检两肺呼吸音增粗，散在干、湿啰音。啰音的部位常不固定，咳嗽后可减少或消失。全身症状一般较轻，可有发热，体温38℃左右，多于3~5 d降至正常。咳嗽和咳痰可延续2~3周消失。如迁延不愈，日久可演变为慢性支气管炎。

白细胞计数和分类多无明显变化。继发感染较重时，白细胞数略升高。痰涂片或培养可发现致病菌。胸部 X 线片检查大多数正常或肺纹理增粗。

【诊断和鉴别诊断】 根据病史、咳嗽和咳痰、两肺散在干、湿啰音等症状和体征，结合血象和胸部 X 线片检查，可做出临床诊断，对病毒和细菌的检查，可确定病因诊断。

需与下列疾病相鉴别：

流行性感冒 起病急，全身症状较显著，发热较高，常有流行情况，并依据病毒分离和血清学检查，可供鉴别。

急性上呼吸道感染 鼻咽部症状较明显，一般无咳嗽、咳痰，肺部无异常特征。

支气管肺炎、肺结核、肺脓肿、麻疹、百日咳等肺部多种疾病 可伴有急性支气管炎的症状，应详细检查，以资诊断。

【治疗】

抗生素治疗 根据感染严重程度，可选用适当的抗生素口服或注射治疗。如磺胺制剂、螺旋霉素、麦迪霉素、头孢呋辛、头孢他啶、头孢曲松等或其他敏感的抗生素。

对症治疗 咳嗽较剧而无痰时，可用咳必清 25 mg，日服 3 次；痰稠不易咳出时，可服氯化铵 0.3~0.6 g 和氨溴索液（或片剂）口服，或溴己新 8~16 mg，日服 3 次；也可用气雾疗法；出现哮鸣音时，可服用氨茶碱 0.1 g，日口服 3 次或氨茶碱缓释片日口服 1 次；高热时可用复方阿司匹林等。

【预防】 预防感冒，注意保暖，多喝白开水，做好个人防护，避免接触诱发因素和吸入过敏源等。

【护理】

（1）.积极治疗上呼吸道感染，嘱患者多饮水，注意休息，及时添减衣服避免因冷热不均而加重上呼吸道感染致使疾病长期不愈而发展为慢性支气管炎。

（2）嘱患者禁食易引起过敏反应的食物，如花生、坚果及海鲜等。

（3）告知患者室内不要排放花卉、植物等，避免因吸入过敏物质而诱发急性支气管炎发作。

（4）室内要通风、清洁、被褥要按时让阳光曝晒，防止因灰尘、螨虫引起的过敏性支气管炎发作。

（5）嘱患者戒酒烟、进行体育锻炼、增强机体抗病能力。

（6）嘱患者保持心情舒畅、勿急躁、坚持体力和脑力相结合，保持充足的睡眠，增强机体免疫力，有利于疾病的防治和恢复。

第三节　慢性支气管炎

慢性支气管炎（chronic bronchitis）是指气管、支气管黏膜及其周围组织的慢性非特异性炎症。临床上以咳嗽、咳痰或伴有喘息及反复发作的慢性过程为特征。病情缓慢进展，常伴有阻塞性肺气肿，甚至肺动脉高压、肺源性心脏病。是一种严重危害人民健康的常见病，尤其老年人较多见。应积极预防。

【慢性气道疾病的名称和概念】　人的呼吸道肺系统对外界的不同刺激（感染、抗原性、非抗原性刺激）具有不同的敏感性，引起的病理变化不同。如气道敏感性高，对抗原性或某些非抗原性刺激可表现高反应性变化，支气管收缩，发生阵发性呼吸困难，称支气管哮喘；如气道慢性炎症可致肺组织发生病理改变，引起阻塞性肺气肿；如气道敏感性一般，长期的外界刺激可引起气道不同部位发生病理改变，在支气管系统发生病变，无并发症时，称单纯性慢性支气管炎或喘息性慢性支气管炎；如在小气道（内径<2 mm）发生病变，称小气道疾患；如为不可逆的气道阻塞，称慢性阻塞性支气管炎，如同时合并阻塞性肺气肿时，则称慢性阻塞性肺病（chronic obstructive pul-monary disease，COPD）。对这一综合的概念，国内尚存在不同的认识，诊断本病的范围也不一致。

【病因和发病机制】　病因尚未完全清楚，一般将病因分为外因和内因两个方面。

（一）外因

1.吸烟

国内外的研究观察，证明长期吸烟与慢性支气管炎发生有密切相系。吸烟时间越长，烟量越大，患病率越高。戒烟后多可使症状减轻或消失，病情缓解，甚或痊愈。动物实验证明，吸烟雾后，副交感神经兴奋性增加，使支气管收缩痉挛；呼吸道黏膜上皮细胞纤毛运动受抑制；支气管杯状细胞增生，黏液分泌增多，减弱了气道净化作用；支气管黏膜充血、水肿、黏液积聚，肺泡中的吞噬细胞功能减弱，亦易引起感染。同样，经常吸烟的人，支气管黏膜容易引起鳞状上皮化生，黏液腺体增生、肥大和支气管痉挛，易于感染和发病。

2.感染因素

感染是慢性支气管炎发生、发展的一个重要因素，主要为病毒和细菌感染。肺炎支原体有时也可致病。据调查，在首次发病前有受凉、感冒病史者达 56%~80%。从感冒和慢性支气管炎患者鼻咽部分泌物分离的病毒，以流感病毒、鼻病毒、黏液病毒、腺病毒和呼吸道合胞病毒为多见。在流感流行季节，则以流感病毒为主。病毒或病毒与支原体混合感染损伤气道黏膜诱发细菌感染。从痰中培养的细菌，以流感嗜血杆菌、肺炎双球菌、甲型链球菌及奈瑟球菌 4 种为最多见。并认为前 2 种对慢性支气管炎致病有重要意义，可能为本病急性发作的最主要病原菌。感染虽与慢性支气管炎的发生、发展有密切关系，但目前尚无足够的证据说明为其首发病因。只认为是慢性支气管炎的继发感染和加剧病变发展的重要因素。

3.理化因素

如刺激性烟雾、粉尘、大气污染（如二氧化硫、二氧化氮、氯气、臭氧等）的慢性刺激，常为慢性支气管炎的诱发因素之一。接触工业刺激性粉尘和有害气体的工人，慢性支气管炎患病率远较不接触者为高。故大气污染也是本病的重要诱发因素。

4.气候

寒冷常为慢性支气管炎发作的重要原因和诱因。慢性支气管炎发病及急性加重常见于冬季寒冷季节。患病率在高山区比平原为高，北方较南方为高，可能与气候寒冷有关。寒冷空气刺激呼吸道，除减弱上呼吸道黏膜的防御功能外，还能通过反射引起支气管平滑肌收缩，黏膜血液循环障碍和分泌排出困难等，有利于继发感染。患者的病情波动和当天的温度、温差有明显的关系。

5.过敏因素

喘息性慢性支气管炎患者有过敏史者较多。许多抗原性物质，如尘埃、尘螨、细菌、寄生虫、花粉以及化学气体等，都可成为过敏因素而致病。在患者痰液中嗜酸粒细胞数量与组胺含量都有增高倾向，说明部分患者与过敏因素有关。

（二）内因

1.呼吸道局部防御及免疫功能减低

正常人呼吸道具有完善的防御功能，对吸入空气具有过滤、加温和湿润作用；气管、支气管黏膜的黏液纤毛运动，以及咳嗽反射等，能净化和排出异物和过多的分泌物；细支气管和肺泡中的巨噬细胞能吞噬和消灭入侵细菌；呼吸道的分泌物中还存在分泌性免疫球蛋白 A（SIgA），具有抗病毒和细菌的作用。因此，在正常情况下，下呼吸道能始终保持无菌状态。全身或呼吸道局部的防御及免疫功能减退，可为慢性支气管炎提供发病的内在条件。老年人常因呼吸道的免疫功能减退，免疫球蛋白减少，组织退行性变，肾上腺皮质激素分泌减少，呼吸道防御功能退化，单核 - 吞噬细胞系统机制衰退等，致患病率较高。

2.自主神经功能失调

当呼吸道的副交感神经反应增高时，对正常人不起作用的微弱刺激，可引起支气管收缩痉挛、分泌增加，而产生咳嗽、咳痰、气喘等症状。

综合上述，慢性支气管炎的病因是多种因素的。一般认为，在机体抵抗力减弱，气道存在不同程度的敏感性（易感性的基础上），有 1 种或多种外因的存在，长期反复相互作用，可发展成为慢性支气管炎。如长期吸烟损伤呼吸道黏膜，加上微生物的反复感染，可发生慢性支气管炎，甚至演变成慢性阻塞性肺气肿或慢性肺源性心脏病。

【病理】　早期，上皮细胞的纤毛发生粘连、倒伏、脱失，上皮细胞空泡变性、坏死、增生、鳞状上皮化生；病程较久病情较重者，炎症由支气管壁向其周围组织扩散，黏膜下层平滑肌束可断裂、萎缩；病变发展至晚期，黏膜有萎缩性改变，气管周围纤维组织增生，造成管腔的僵硬或塌陷。病变蔓延至细支气管和肺泡壁，形成肺组织结构的破坏或纤维组织增生，进而发生阻塞性肺气肿和肺间质纤维化。电镜观察可见 1 型肺泡上皮细胞肿胀变厚，2 型肺泡上皮细胞增生；毛细血管基底膜增厚，内皮细胞损伤，血栓形成和管腔纤维化、闭塞；肺泡壁纤维组织弥漫性增生。这些变化在并发肺气肿和肺源性心脏病者尤为明显。

【临床表现】

（一）症状

多缓慢发病，病程较长，反复急性发作而加重。主要症状有慢性咳嗽、咳痰、喘息。开始症状轻微，如吸烟、接触有害气体、过度劳累、气候变化或受冷感冒后，则引起急性发作或加重。或由上呼吸道感染迁延不愈，演变发展为慢性支气管炎。在夏季气候转暖时，多可自然缓解。

1.咳嗽

分泌物积聚于气管腔内，引起反射性咳嗽。支气管黏膜充血、水肿，异物刺激也可引起咳嗽。咳嗽的严重程度与支气管黏膜炎症及痰量的多少有关。一般是晨间起床后咳嗽较多，白天较少，临睡前有阵咳或排痰。

2.咳痰

痰量以清晨较多。由于夜间睡眠后管腔内蓄积痰液，加以副交感神经相对兴奋，支气管分泌物增多，因而在起床后或体位变动时引起刺激排痰。痰液一般为白色黏液或浆液泡沫性，偶有带血。急性发作伴有细菌感染时，则变为黏液脓性，咳嗽和痰量亦随之增加。

3.喘息或气短

喘息型慢性支气管炎有支气管痉挛，可以起喘息，常伴有哮鸣音。早期无气短表现。反复发作数年，并发阻塞性肺气肿时，可伴有轻重程度不同的气短，先有劳动或活动后气喘，严重时动则喘甚，生活难以自理。

（二）体征

早期可无异常体征。急性发作期常有散在的干、湿啰音，多在背部及肺底部,于咳嗽后可减少或消失。啰音的多少或部位不恒定。喘息型者可听到哮喘音及呼气延长。并发肺气肿时则有肺气肿的体征。

(三) 临床表现、分期

1.分型

可分为单纯型和喘息型两型。单纯型的主要表现为咳嗽、咳痰;喘息型者除咳嗽、咳痰外尚有喘息,并伴有哮鸣音。

2.分期

按病情进展可分为 3 期。

(1)急性发作期:指在 1 周内出现脓性或黏液脓性痰,痰量明显增多,或伴有发热等炎症表现,或"咳""痰""喘"等症状任何 1 项明显加剧。

(2)慢性迁延期:指有不同程度的"咳""痰""喘"症状,迁延到 1 个月以上者。

(3)临床缓解期:指经治疗或自然缓解,症状基本消失或偶有轻微咳嗽和少量痰液,保持 2 个月以上者。

【实验室和其他检查】

X 线检查 早期可无异常。病变反复发作,引起支气管壁增厚,细支气管或肺泡间质炎性细胞浸润或纤维化,可见两肺纹理增粗、紊乱,呈网状或条索状、斑点状阴影,以下肺野较明显。如有心肺并发症时可见有关征象。

呼吸功能检查 早期可无明显异常。如有小气道阻塞时,最大呼吸流量-容积曲线在 75%肺容量时,流量明显下降;闭合容积可增加。发展至气道狭窄或有阻塞时,就有阻塞性通气功能障碍。表现为 1 s 用力呼气容积占用力肺活量比值减少,<60%;最大通气量减少,低于预计值的 80%;流量-容积曲线减低更为明显。

血液检查 慢性急性发作期或并发肺部急性炎症时,可见白细胞数及中性粒细胞增多。喘息型者嗜酸性粒细胞可见增多。缓解期多无血液白细胞变化。

痰液检查　痰液涂片或培养常见肺炎球菌、流感嗜血杆菌、甲型链球菌及奈瑟球菌等。涂片可见大量的中性粒细胞，以及破坏的杯状细胞，喘息型者常见较多的嗜酸性粒细胞。

【诊断和鉴别诊断】

（一）诊断

根据咳嗽、咳痰或伴喘息，每年发作持续 3 个月，连续 2 年以上，并排除其他心、肺疾患［如肺结核、肺尘埃沉着病（尘肺）、支气管哮喘、支气管扩张、肺癌、心脏病、心功能不全等］时，可做出诊断。如每年发病持续不足 3 个月，而有明确的客观检查依据（如 X 线、呼吸功能等）亦可诊断。

（二）鉴别诊断

须与下列疾病相鉴别。

（1）支气管哮喘：常于幼年或青年突然发病，一般无慢性咳嗽、咳痰史，以发作性哮喘为特征。发作时两肺布满哮鸣音，缓解后可无症状。常有个人或家族过敏性疾病史，血液可有 IgE 增高。喘息型慢性支气管炎多见于中、老年，一般以咳嗽、咳痰伴发喘息及哮鸣音为主要症状，感染控制后症状多能缓解。典型病例两者鉴别不难。但支气管哮喘并发慢性支气管炎和（或）肺气肿则难鉴别。

（2）支气管扩张：具有咳嗽、咳痰反复发作的特点，合并感染时有大量浓痰，或有反复不等的咯血史。肺部湿啰音多为单侧性，常见于下部且固定。可有杵状指（趾）。X 线检查常见肺纹理粗乱或呈卷发状。支气管造影可以确诊。

（3）肺结核：肺结核患者多有结核中毒症状（如发热、乏力、盗汗、消瘦、咯血等）或局部症状，经 X 线检查和痰液结核检查，可以明确诊断。

（4）肺癌：患者年龄多在 40 岁以上，特别是有多年吸烟史者，发生刺激性干咳，常伴痰中带血，或慢性咳嗽有性质改变者。X 检查可发现有块状阴影或结节状阴影或阻塞性肺炎，经抗生素治疗，未能完全消失，应考虑肺癌的可能。行脱落细胞及纤维支气管镜等检查可以明确诊断。

（5）硅沉着病（矽肺）及其他肺尘埃沉着病：有粉尘或职业接触史。X
线检查肺部可见矽结节，肺门阴影扩大及网状纹理增粗。可协助诊断。

【治疗】　针对慢性支气管炎的病因、病期和反复发作的特点，采用防
治结合的综合措施。在急性发作期和慢性迁延期应以控制感染和祛痰、镇咳
为主。伴发喘息时，加以解痉平喘的治疗。临床缓解期应加强锻炼，增强体
质，提高机体抵抗力，预防复发为主。应宣传和教育患者自觉戒烟，避免及
减少各种诱发因素。

（一）急性发作期及慢性迁延期的治疗

（1）控制感染：视感染的主要致病菌和严重程度选用敏感的抗生素治疗。
单用药或联合用药，静脉注射或口服药，一般 7~10 d 为 1 疗程。对严重感染
用青霉素、氨苄西林或头孢菌素类，注射给药。病情改善后可用口服抗生素
药物巩固疗效，　常选用螺旋霉素、麦迪霉素、多西环素、红霉素、羟氨苄西
林、复方磺胺甲噁唑、阿奇霉素片、头孢呋辛酯片、头孢克肟片、头孢他啶
等。感染彻底控制后，及时停用广谱抗生素，以免长期应用引起不良反应，
如菌群失调、二重感染，或细菌产生耐药性等。

（2）祛痰、镇咳：对急性发作期患者在抗感染治疗的同时，应用祛痰、
镇咳药物，以改善症状。迁延期患者尤应坚持用药，以求消除症状。常用的
药物有氯化铵、氨溴索片、溴己新、喷托维林（咳必清）等。对老年体弱无
力咳嗽者或痰量较多者，应以祛痰为主，协助排痰，通畅呼吸道。而不应选
用强烈镇咳药物（如可待因），以免抑制呼吸中枢及加重呼吸道阻塞和炎症，
导致病情恶化。

（3）解痉、平喘：常选用氨茶碱、二羟丙茶碱（喘定）、沙丁胺醇（舒
喘灵）等。

（4）气雾疗法：气雾湿化吸入或用复方安息香酊，可稀释气管内的分泌
物，有利排痰。如痰液黏稠不易咳出，超声雾化吸入采用抗生素加祛痰药对
呼吸道排痰有帮助，每日 2~3 次，以加强局部消炎及稀化痰液的作用。

（二）缓解期的治疗

应预防复发，可采用增强体质，提高机体免疫力，加强个人卫生，避免各种诱发因素的接触和吸入，并进行呼吸和耐寒锻炼，预防感冒。

（三）中医治疗

根据辨证施治，采用中药的方剂治疗，如肺脾气虚选用补肺汤加减（党参、白术、黄芪、山药、五味子、冬虫夏草、麦冬、玉竹、炙百部等）；肺肾阴虚者选用都气丸加减（如地黄、山药、泽泻、茯苓、牡丹皮、五味子等）；肾阳虚者用金匮肾气丸加减［如地黄、山药、泽泻、牡丹皮、山茱萸（山萸肉）、附子、桂枝等］。

【预后】 慢性支气管炎如无并发症，预后良好。如发病因素持续存在，迁延不愈，或反复发作，易并发阻塞性肺气肿，甚至肺源性心脏病而危及生命。

【预防】 首先是戒烟。在寒冷季节或气候骤变时，注意保暖，避免受凉，预防感冒、流感及慢性支气管炎的发生。改变环境卫生，做好防尘、防毒、防大气污染的工作。加强个人劳动保护，消除及避免烟雾、粉尘和刺激性气体对呼吸道的影响。

【护理】

（1）保持室内空气通畅，维持室温 18~20℃和湿度 50%~60%，以充分发挥呼吸道的自然防御能力。

（2）饮食护理：给予高蛋白、高维生素、足够热量饮食。避免油腻、辛辣等刺激性食物，少食多餐。多饮水，每日饮水量保持在 1500 mL 以上，利于痰液稀释和排除。

（3）病情观察：注意观察咳嗽、咳痰情况，详细记录痰液的色、量、性质，以及正确收集痰标本，及时送检，为诊断和治疗提供可靠的依据。

（4）指导患者进行有效的咳嗽：取舒适体位，先行 5~6 次深呼吸，然后于深呼吸末保持张口状，连续咳嗽数次，将痰液移到咽部附近，再用力咳嗽将痰排出；或患者取坐位，双足着地，双手环抱一枕头顶住腹部（促使膈肌上升），咳嗽时身体前倾，头颈屈曲，张口咳嗽将痰排出。

（5）注意观察使用各种药物的不良反应。

（6）心理护理：帮助患者缓解焦虑情绪，了解咳嗽、咳痰的原因、诱因及治疗方法，避免诱因，掌握有效咳嗽方法、定期改变体位、合理用药、缓解症状，增强战胜疾病的信心。

第四节　肺炎支原体肺炎

肺炎支原体肺炎（mycoplasmal pneumonia）是由肺炎支原体（mycoplasma pneumoniae）引起的呼吸道感染，有咽炎、支气管炎和肺炎。肺炎支原体是能在无细胞培养基上生长的最小微生物之一，平均直径 $125 \sim 150\ \mu m$，无细胞壁，能在含有血清蛋白和甾醇的琼脂培养基上生长，$2 \sim 3$ 周菌落呈煎蛋状，当中较厚，周围低平。支原体经口、鼻的分泌物在空气中传播，引起散发性的呼吸道感染或者小流行。

本病占非细菌性肺炎的 1/3 以上，或各种原因引起的肺炎的 10%。常于秋季发病。患者中儿童和青年人居多，婴儿有间质性肺炎时要考虑支原体肺炎的可能性。

患者从上呼吸道开始，有充血，单核细胞浸润，向支气管和肺蔓延，呈间质性肺炎或斑片状融合性支气管肺炎。一般起病缓渐，有乏力、咽痛、咳嗽、发热、纳气、肌痛等。50%的病例无症状。X 线显示肺部多种形态的浸润影，呈阶段性分布，以肺下野为多见，有的从肺门附近向外伸展。支原体肺炎可在 3~4 周自行消散。儿童可并发鼓膜炎和中耳炎，伴有血液（急性溶血、血小板减少性紫癜）或神经（周围神经炎、脑膜炎等）等并发症或雷诺现象（受冷时四肢间歇苍白或发绀并感疼痛）时，则病程延长。早期使用适当的抗生素可以减轻症状，缩短病程至 $7 \sim 10\ d$。

周围血白细胞总数正常或稍增多，以中性粒细胞为主。起病 2 周后，约 2/3 患者凝集试验阳性，滴定效价＞1：32，特别是当滴定效价逐渐升高时，有诊断价值。约半数患者对链球菌 MG 凝集试验阳性。诊断的进一步证实有赖于血清中抗支原体抗体的测定（酶联免疫吸附试验最敏感，免疫荧光法特异性强，间接血凝法较实用）。

本病轻型须与病毒性肺炎、军团菌肺炎相鉴别。病原体分离阳性和血清试验很有帮助。周围血嗜酸性粒细胞正常，这与嗜酸性粒细胞增多性肺浸润亦有所鉴别。治疗首选红霉素 0.3 g，每日 4 次，亦可用也可用左氧氟沙星静脉滴注等。

【护理】 患者应注意休息，食清淡、高蛋白、维生素丰富的食物，多饮水，勿吃辛辣刺激性食物。生理盐水或水蒸气潮湿雾化吸入。注意冷暖及时添减衣服预防感冒。

第三章 神经系统疾病

第一节 阿尔茨海默病

流行病学调查发现，阿尔茨海默病（Alzheimer disease，AD）是痴呆最常见的原因。65 岁以后，每增加 5 岁，AD 的发病率就会增加 1 倍；85 岁以上的老年人中，约 50%患有 AD。预计 2050 年以后，AD 的患病率将是目前的 4 倍，将给患者家庭和整个社会造成越来越沉重的负担。

人们一直以来都认为痴呆是年龄增长不可避免的结局。由于缺乏对痴呆早期诊断重要性的认识，并且认为治疗措施有限，所以 AD 患者通常都难以得到最佳的诊断和治疗，研究显示，只有不到 50%的患者进行过正规的诊断，而接受正规治疗的患者就更少。

一、病因

阿尔茨海默病（Alzheimer disease）的病因迄今不明，一般认为 AD 是复杂的异质性疾病，多种因素可能参与致病，如遗传因素、神经递质、免疫因素和环境因素等。

1.神经递质

AD 患者海马和新皮质的乙酰胆碱（Acetylcholine，Ach）和胆碱乙酰转移酶（ChAT）显著减少，Ach 由 ChAT 合成，皮质胆碱能神经元递质功能紊乱被认为是记忆障碍及其他认知功能障碍的原因之一，Meynert 基底核是新皮质胆碱能纤维的主要来源，AD 早期此区胆碱能神经元减少，是 AD 早期损害的主要部位，出现明显持续的 Ach 合成不足；ChAT 减少也与痴呆的严重性，老年斑数量增多及杏仁核和脑皮质神经元纤维缠结的数量有关，但对此观点尚有争议，AD 患者脑内毒蕈碱 M_2 受体和烟碱受体显著减少，M_1 受体数相对保留，但功能不全，与 G 蛋白第二信使系统结合减少；此外，也累及非胆碱能递质，如 5-羟色胺（Serotonin，5-HT）、γ-氨基丁酸（GABA）减少 50%，生长抑素（Somatostatin）、去甲肾上腺素（Norepinephrine）及 5-HT 受体、谷氨酸受体，生长抑素受体均减少，但这些改变为原发或继发于神经元减少尚未确定，给予乙酰胆碱前体如胆碱或卵磷脂和降解抑制药毒扁豆碱，或毒蕈碱拮抗药直接作用于突触后受体，并未见改善。

2.遗传素质和基因突变

10%的 AD 患者有明确的家族史，尤其 65 岁前发病患者，故家族史是重要的危险因素，有人认为 AD 一级亲属 80~90 岁时约 50%发病，风险为无家族史 AD 的 2~4 倍，早发性常染色体显性异常 AD 相对少见，目前全球仅有 120 个家族携带确定的致病基因，与 FAD 发病有关的基因包括 21 号、14 号、1 号和 19 号染色体，迄今发现，FAD 是具有遗传异质性的常染色体显性遗传病。

（1）某些家族 21 号染色体上淀粉样蛋白前体（amyloid protein precursor，APP）基因突变，已发现早发性 FAD 有几种 APP 基因突变，发病年龄＜65 岁，极少见。

（2）有些家系与 14 号染色体上的跨膜蛋白早老素 1（presenilin-1，PS1）基因突变有关，FAD 起病早，与 30%~50%的早发性 AD 有关，是 55 岁前发病的 FAD 的主要原因，呈恶性病程。

（3）已发现一个德国家系 FAD 与位于 1 号染色体上的跨膜蛋白早老素 2（presenilin-2，PS2）基因突变有关，可能是 $A\beta_1\text{-}42$ 过量导致 FAD。

（4）位于 19 号染色体上的载脂蛋白 Eε-4（Apo E4）等位基因多态性存在于正常人群，Apo E4 等位基因可显著增加晚发 FAD 或 60 岁以上散发性 AD 的风险。

（5）其他蛋白如 α_2 巨球蛋白及其受体，低密度脂蛋白受体相关蛋白（low-density lipoprotein receptor-related protein）基因，也显著增加老年人 AD 的患病风险。

3.免疫调节异常

免疫系统激活可能是 AD 病理变化的组成部分，如 AD 脑组织 B 淋巴细胞聚集，血清脑反应抗体（brain-reactive antibodies），抗 NFT 抗体，人脑 S100 蛋白抗体，β-AP 抗体和髓鞘素碱性蛋白（MBP）抗体增高；AD 的 B 细胞池扩大，可能反映神经元变性和神经组织损伤引起的免疫应答，外周血总淋巴细胞，T 细胞和 B 细胞数多在正常范围，许多患者 CD4/CD8 细胞比值增加，提示免疫调节性 T 细胞缺损，AD 患者 IL-1、IL-2 和 IL-6 生成增加，IL-2 的生成与病情严重性有关。

4.环境因素

流行病学研究提示，AD 的发生亦受环境因素影响，文化程度低、吸烟、脑外伤和重金属接触史，母亲怀孕时年龄小和一级亲属患 Down 综合征等可增加患病风险；Apo E2 等位基因，长期使用雌激素和非甾体类抗炎药可能对患病有保护作用，年龄是 AD 的重要危险因素，60 岁后 AD 患病率每 5 年增长 1 倍，60～64 岁患病率约 1%，65～69 岁增至约 2%，70～74 岁约 4%，75～79 岁约 8%，80～84 岁约为 16%，85 岁以上 35%～40%，发病率也有相似增加，AD 患者女性较多，可能与女性寿命较长有关。头颅小，含神经元及突触较少，可能是 AD 的危险因素。

二、临床表现

1.患者起病隐袭

精神改变隐匿，早期不易被家人觉察，不清楚发病的确切日期，偶遇热性疾病、感染、手术、轻度头部外伤或服药患者，因出现异常精神错乱而引起注意，也有的患者可主诉头晕，难于表述的头痛，多变的躯体症状或自主神经症状等。

2.逐渐发生的记忆障碍（memory impairment）或遗忘

逐渐发生的记忆障碍是 AD 的重要特征或首发症状。

（1）近记忆障碍明显：患者不能记忆当天发生的日常琐事，记不得刚做过的事或讲过的话，忘记少用的名词、约会或贵重物件放于何处，易忘记不常用的名字，常重复发问，以前熟悉的名字易搞混，词汇减少，远事记忆可相对保留，早年不常用的词也会失去记忆，Albert 等检查患者记忆重要政治事件日期和识别过去及当前重要人物的照片，发现记忆丧失在某种程度上包括整个生命期。

（2）Korsakoff 遗忘状态：表现为近事遗忘，对 1～2 min 前讲过的事情可完全不能记忆，易遗忘近期接触过的人名、地点和数字，为填补记忆空白，患者常无意地编造情节或远事近移，出现错构和虚构，学习和记忆新知识困难，需数周或数月重复，才能记住自己的床位和医生或护士的姓名，检查时重复一系列数字或词，即时记忆常可保持，短时和长时记忆不完整，但仍可进行某些长时间建立的模式。

3.认知障碍（cognitive impairment）

认知障碍是 AD 的特征性表现，随病情进展逐渐表现明显。

（1）语言功能障碍：特点是命名不能和听与理解障碍的流利性失语，口语由于找词困难而渐渐停顿，使语言或书写中断或表现为口语空洞，缺乏实质词，冗赘而喋喋不休；如果找不到所需的词汇，则采用迂回说法或留下未完成的句子，如同命名障碍；早期复述无困难，后期困难；早期保持语言理解力，渐渐显出不理解和不能执行较复杂的指令，口语量减少，出现错语症.交谈能力减退，阅读理解受损，朗读可相对保留，最后出现完全性失语，检查方法是让受检者在 1 min 内说出尽可能多的蔬菜、车辆、工具和衣服名称，AD 患者常少于 50 个。

（2）视空间功能受损：可早期出现，表现为严重定向力障碍，在熟悉的环境中迷路或不认家门，不会看街路地图，不能区别左、右或泊车；在房间里找不到自己的床，辨别不清上衣和裤子及衣服的上下和内外，穿外套时手伸不进袖子，铺台布时不能把台布的角与桌子角对应；不能描述一地与另一地的方向关系，不能独自去以前常去的熟悉场所；后期连最简单的几何图形也不能描画。

（3）失认及失用：可出现视失认和面容失认，不能认识亲人和熟人的面孔，也可出现自我认识受损，产生镜子征，患者对着镜子里自己的影子说话，可出现意向性失用，每天晨起仍可自行刷牙，但不能按指令做刷牙动作；以及观念性失用，不能正确地完成连续复杂的运用动作，如叼纸烟、划火柴和点烟等。

（4）计算力障碍：常弄错物品的价格，算错账或付错钱，不能平衡银行账户，最后连最简单的计算也不能完成。

4.精神障碍

（1）抑郁心境，情感淡漠、焦虑不安、兴奋、欣快和失控等，主动性减少、注意力涣散、白天自言自语或大声说话，害怕单独留在家中，少数患者出现不适当或频繁发笑。

（2）部分患者出现思维和行为障碍等，如幻觉、错觉、片段妄想、虚构、古怪行为、攻击倾向及个性改变等，不合情理地改变意愿，持续忧虑，紧张和激惹，拒绝老朋友来访，言行失控，冒失的风险投资或色情行为等。

（3）贪食行为，或常忽略进食，多数患者失眠或夜间谵妄。

5.其他

检查可见早期患者仍保持平常仪表，遗忘、失语等症状较轻时患者活动、行为及社会交往无明显异常；严重时表现为不安、易激惹或少动、不注意衣着、不修边幅、个人卫生不佳；后期仍保留习惯性自主活动，但不能执行指令动作。疾病晚期可见四肢僵直、锥体束征、小步态、平衡障碍及尿便失禁等，约5%的患者出现癫痫发作和帕金森综合征，伴帕金森综合征的患者往往不能站立和行走，整天卧床，生活完全依靠护理。

三、检查

1.实验室检查

作为痴呆症评估内容的一部分，是确定痴呆症病因和老年人中常见并存疾病所不可或缺的检查项目，甲状腺功能检查和血清维生素 B_{12} 水平测定是确定痴呆症其他特殊原因的必查项目，还应进行下列检查：全血细胞计数；血尿素氮，血清电解质和血糖水平测定；肝功能检查，当病史特征或临床情况提示痴呆症的原因可能为感染，炎性疾病或暴露于毒性物质时，则还应进行下列特殊实验室检查：如梅毒血清学检查、红细胞沉降率、人类免疫缺陷病毒抗体检查或重金属进行筛查。

2.酶联免疫吸附（ELISA）夹心法

检测 AD 患者脑脊液 TAU 蛋白、AB 蛋白、生化检测 CSF 多巴胺、去甲肾上腺素、5-HT 等神经递质及代谢产物水平的变化。

3.PCR-RFLP 技术

检测 APP、PS-1 和 PS-2 基因突变有助于确诊早发家族性 AD，Apo-E4 基因明显增加的携带者可能为散发性患者，但这些指标尚不能用作疾病的临床诊断。

4.脑 CT

在弥散性脑萎缩的 CT 诊断中，颞叶和海马萎缩，下角扩大（横径＞7.7 mm）有助于 AD 患者与正常脑老化的鉴别，脑 CT 可排除如由脑积水、慢性硬膜下血肿、脑肿瘤和脑梗死等所致与 AD 相似的痴呆等症状和临床病程的器质性脑病，AD 于早期其脑 CT 可能正常，AD 是海马型痴呆，尸检和 CT 可见海马萎缩，海马萎缩与早期记忆损害有关，这预示可能发生 AD，因此，CT 示海马萎缩可作为早期诊断的标志。

5.正电子发射断层摄影术

正电子发射断层摄影术（PET）证明 AD 的大脑代谢活性降低，以联合皮质下降最为明显；95%患者的大脑葡萄糖代谢下降与其痴呆的严重程度一致，退行性变的痴呆，尤其是 AD，代谢障碍远在神经影像学发现形态学改变之前就已出现，可引起记忆和认知改变，典型的代谢降低区域是突出地分布在顶－颞联系皮质，此后是额叶皮质，不影响原始皮质、基底核、背侧丘脑和小脑，随疾病的进展，颞顶和额联系区的特征区域葡萄糖脑代谢率降低会进一步恶化，与痴呆严重程度相关。

6.神经心理学及量表检查

其对痴呆的诊断与鉴别有意义，常用简易精神状态检查量表（mini-mental state examination，MMSE），韦氏成人智力量表（WAIS-RC），临床痴呆评定量表（CDR）和 Blessed 行为量表（BBBS）等，神经心理测试可确定记忆、认知、语言及视空间功能障碍的程度，建立痴呆的诊断，Hachinski 缺血积分（HIS）量表用于与血管性痴呆的鉴别。

四、诊断与鉴别诊断

（一）诊断

目前临床广泛应用 NINCDS-ADRDA 诊断标准，由美国国立神经病语言障碍卒中研究（NINCDS）和 Alzheimer 病及相关疾病协会（ADRDA）建立的 NINCDS-ADRDA 专题工作组（1984）推荐，内容如下。

1.很可能的 Alzheimer 病（probable Alzheimer's disease）

①临床检查确认痴呆，神经心理测试 MMSE 及 Blessed 痴呆量表支持；②必须有 2 种或 2 种以上认知功能障碍；③进行性加重的记忆力及其他智能障碍；④无意识障碍，可伴精神和行为异常；⑤发病年龄 40~90 岁，多发于 65 岁后；⑥排除其他可导致进行性记忆和认知功能障碍的脑部疾病。

2.可能的 Alzheimer 病（possible Alzheimer's disease）

①特殊认知功能障碍进行性加重，如语言（失语），运动技能（失用）和知觉（失认）；②日常生活能力减退和行为异常；③类似疾病家族史，并有神经病理证据；④实验室检查：腰椎穿刺常规检查，EEG 呈非特异性改变如慢活动增加，CT 检查显示脑萎缩，必要时可复查。

3.排除导致痴呆的其他脑部疾病，Alzheimer 病的临床特点

①疾病进展过程中可有稳定期；②并发症状包括抑郁、失眠、尿失禁、妄想、错觉、幻觉、感情或行为失控、体重减轻等；③某些患者有神经系统体征，尤其疾病后期，如肌张力改变，肌阵挛或步态失调等；④疾病后期可能有抽搐发作；⑤CT 检查脑为正常范围。

4.不支持可能的 Alzheimer 病的临床特征

①突发卒中样起病；②局灶性神经系统体征，如偏瘫，感觉缺失，视野缺损和共济失调，尤其疾病早期发生；③病程早期出现抽搐发作和步态障碍。

5.可考虑为 Alzheimer 病的临床症状

①患者有痴呆综合征的表现，但缺乏足以引起痴呆的神经、精神或躯体疾病证据；②患者可伴躯体或脑部疾病，但不能导致痴呆；③患者表现为单一认知功能障碍，有进行性加重病程，缺乏明显的病因。

6.确诊的 Alzheimer 病（definite Alzheimer's disease）

①符合很可能的 Alzheimer 病的临床诊断标准；②尸检或脑活检组织病理改变符合 Alzheimer 病的特征表现。

（二）鉴别诊断

1.轻度认知功能障碍（MCI）

仅有记忆力障碍，无其他认知功能障碍，如老年性健忘。人类的单词记

忆、信息储存和理解能力通常在 30 岁达到高峰，近事和远事记忆在整个人生期保持相对稳定。健忘是启动回忆困难，通过提示回忆可得到改善，遗忘是记忆过程受损，提示也不能回忆。AD 患者还伴有计算力、定向力和人格等障碍，这在正常老年人很少见。

2.谵妄

起病较急，通常由系统性疾病或脑卒中引起，谵妄时可意识模糊，痴呆患者意识清楚。

3.抑郁症

DSM－Ⅳ提出抑郁症状包括抑郁心境，诉说情绪沮丧，对各种事物缺乏兴趣和高兴感，有罪或无用感，食欲改变或体重明显减轻，睡眠障碍如失眠或睡眠过度，活动减少，易疲劳或体力下降，难以集中思维或优柔寡断，反复想到死亡或自杀，临床诊断抑郁心境至少要有一个症状，诊断重度抑郁要有 5 个以上症状，持续超过 2 周。

4.皮克病（Pick's disease）

早期表现为人格改变，自知力差和社会行为衰退、遗忘，空间定向及认知障碍出现较晚，CT 显示特征性额叶和颞叶萎缩，与 AD 的弥散性脑萎缩不同。

5.血管性痴呆（VD）

多有卒中史，认知障碍发生在脑血管病事件后 3 个月内，痴呆可突然发生或呈阶梯样缓慢进展，神经系统检查可见局灶性体征；特殊部位如角回、背侧丘脑前部或旁内侧部梗死可引起痴呆，CT 检查或 MRI 检查可显示多发梗死灶，除外其他可能病因。

6.帕金森病（PD）

PD 患者的痴呆发病率可高达 30%，表现为近事记忆稍好，执行功能差，但不具有特异性，神经影像学无鉴别价值。

须注意约 10%的 AD 患者可发现 Lewy 小体，20%~30%的 PD 患者可见老年斑和神经元纤维缠结，Guamanian Parkinson 痴呆综合征患者可同时有痴呆和帕金森病症状，常在脑皮质和白质发现神经元纤维缠结，老年斑和 Lewy 小体不常见。

7.弥散性 Lewy 体痴呆（dementia with Lewy body，DLB）

表现为帕金森病症状，视幻觉，波动性认知功能障碍，伴注意力、警觉异常，运动症状通常出现于精神障碍后 1 年以上，患者易跌倒，对精神病药物敏感。

8.额颞痴呆（FTD）

较少见，起病隐袭，缓慢进展，表现为情感失控，冲动行为或退缩，不适当的待人接物和礼仪举止，不停地把能拿到的可吃或不可吃的东西放入口中试探，食欲亢进，模仿行为等，记忆力减退较轻，Pick 病是额颞痴呆的一种类型，病理可见新皮质或海马神经元胞质内出现银染包涵体 Pick 小体。

9.正常颅内压脑积水（NPH）

多发生于脑部疾病，如蛛网膜下腔出血、缺血性脑卒中、头颅外伤和脑感染后，或为特发性，出现痴呆、步态障碍和排尿障碍等典型三联症，痴呆表现以皮质下型为主，轻度认知功能减退，自发性活动减少，后期情感反应迟钝，记忆障碍，虚构和定向力障碍等，可出现焦虑，攻击行为和妄想，早期尿失禁、尿频，后期排尿不完全，尿后滴尿现象，CT 可见脑室扩大，腰椎穿刺脑脊液压力正常。

五、治疗

对 AD 的治疗，至今仍未找到特异疗效的方法。目前治疗主要从以下方面着手进行。

（一）常规治疗

1.与递质障碍有关的治疗

针对 AD 患者存在递质系统障碍，学者们开展了广泛性的治疗。尤其对胆碱能系统缺陷的治疗研究较多。为提高胆碱能活性的治疗分 3 类。

（1）增强乙酰胆碱合成和释放的突触前用药如胆碱和卵磷脂：许多研究显示在一定条件下，如在胆碱活性增加或对胆碱额外需求时，增加脑内局部胆碱和卵磷脂，能诱导乙酰胆碱合成增加。认为应用胆碱和卵磷脂的治疗是可行的。尤其治疗方便、安全，已广泛用于临床。但多年临床观察未发现对 AD 的症状有改善，结果令人失望。因为在正常情况下，胆碱的摄取是饱和的，增加细胞胆碱和卵磷脂，并不能增加乙酰胆碱的合成和释放。

（2）限制乙酰胆碱降解以提高其活性的药物如毒扁豆碱：毒扁豆碱是经典的胆碱酯酶抑制药，应用后可增加突触间隙乙酰胆碱的浓度，提高中枢胆碱能活性，改善 AD 患者的症状。临床应用一般从每天 6 mg 开始，逐渐加量。显效范围 10~24 mg/d，分 4~6 次口服。患者在记忆、学习、行为和实际操作上似有改善。但随治疗时间延长，疗效反而减弱，且有不良反应，因而应用有限。对 1 组 20 例 AD 患者长期用毒扁豆碱治疗，采用双盲、交叉评定疗效。结果有些患者表现行为有改善；但用正规神经心理测验检查，结果表明无效应。

（3）突触后用药即胆碱能激动药：氯贝胆碱（氨甲酰甲胆碱）为高选择性乙酰胆碱受体动药，可显著提高乙酰胆碱系统的活性。但它不通过血-脑屏障，需在腹壁等处置药泵，或通过导管给予脑室内注射。治疗后患者的记忆、情绪、行为、学习和生活自理能力可显著改善。部分患者有恶心，少数有抑郁。

2.改善脑循环和脑代谢

学者们也试图用改善脑代谢的药物来治疗 AD。如萘呋胺（草酸萘呋胺酯）即克拉瑞啶（Clarantin）研究认为萘呋胺（克拉瑞啶）可直接促进三羧酸循环，有效地增强细胞内代谢，促进葡萄糖的运转，提高对葡萄糖和氧的利用；还可延缓细胞衰老过程。动物试验证明萘呋胺有保护海马神经对抗缺血性损害。临床观察结果表明萘呋胺对智力损伤的老年人，可改善其日常活动能力、记忆和智力。

用大剂量吡拉西坦（脑复康）治疗可能性大的 AD，观察 1 年。结果证明大剂量吡拉西坦可延缓 AD 患者的病情发展，对改善命名、远和近记忆有较大作用。银杏叶特殊提取物的制剂可改善神经元代谢，对神经递质障碍有阳性影响。用银杏叶制剂治疗原发性退行性痴呆，采用神经心理学的方法观察，证明有显著疗效。

3.钙离子拮抗药的治疗作用

脑细胞钙代谢失衡与老化的关系已引起广泛的注意和重视。随着年龄的增长，人体逐渐出现钙自体平衡失调，细胞内钙浓度过高或超载，如果钙超载发生在神经细胞，可引起神经可塑性及认知功能降低，出现痴呆。尼莫地平（尼莫通）是二氢吡啶类钙通道阻滞药第 2 代新药，原先用于治疗和预防蛛网膜下腔出血后脑血管痉挛所致的缺血性神经障碍等。后因发现钙离子水平升高与大脑老化和痴呆有关，故而推断阻断钙进入神经元的药物应能减少或推迟老年人脑功能的丧失。动物实验表明，该药在神经元中是一种强的钙拮抗药。它作用于神经元依赖性 L 型钙通道上的双氢吡啶受体，使细胞内钙离子浓度降低，促进受伤神经元的再生，增强衰老动物中枢神经系统可塑性，改善学习和记忆能力。在临床治疗中，尼莫地平（尼莫通）对高血压、AD 所致的记忆障碍有明显疗效。但其确切机制尚未阐明。

4.神经代谢激活药

主要包括神经营养因子、吡拉西坦（脑复康）、茴拉西坦（三乐喜）、胞磷胆碱、三磷腺苷（ATP）、细胞色素 C 等。这类药物可促进脑细胞对氨基酸、磷脂及葡萄糖的利用，从而起到增强记忆力、反应性和兴奋性，改善或消除精神症状的作用。这类药在临床上已得到广泛的应用。

5.基因治疗

利用重组技术将正常基因替换有缺陷的基因，达到根治基因缺陷的基因治疗，目前尚不能实现。

基因修饰细胞的移植是神经系统疾病基因治疗的离体方法。其基本理论是正常的供体组织或基因修饰的自体细胞移植物，可纠正畸变的神经回路，替换神经递质，并提供神经营养因子而修复中枢神经系统功能。将正常神经元功能和存活所需的神经生长因子输入到中枢神经系统，治疗 AD 已做了大量研究。

神经生长因子是最重要的生物活性因子，已知最典型的神经营养因子，对某些神经元具有分化形成、成活和生长的重要功能。海马部分神经切除的大鼠，学习和记忆能力显著下降，并与中枢胆碱能神经功能的下降呈正相关，且伴有脑中神经生长因子表达下降。输入外源性神经生长因子，可有效地防止中枢胆碱能神经系统损害，动物的学习、记忆改善。已有首例用神经生长因子治疗 AD 的报道。脑内注射后 1 个月，系列词语记忆改善，但其他认知功能无变化。神经生长因子正谨慎地用于临床，它的应用可能逆转或至少减慢 AD 患者的智能衰退。但还有许多亟待解决的问题。

6.将基因工程和脑移植技术结合起来

（1）建立 AD 的动物模型。

（2）建立神经生长因子（NGF）基因修饰的星形胶质细胞株。

（3）确定神经生长因子（NGF）基因修饰星形胶质细胞株在体外的有效表达。

（4）移植细胞的存活、生长、发育、与宿主整合及基因修饰细胞表达 NGF 的形态学证实。

（5）基因修饰细胞及胚胎脑隔细胞的脑内移植。

（6）基因修饰细胞移植后，对 AD 的行为治疗作用的评价（Morris 水迷宫）。

（二）康复治疗

1.高压氧治疗

高压氧治疗是指在超过 1 个标准大气压环境下吸入氧气而达到治疗目的的一种有效医疗方法，它是医学领域中一个重要组成部分。可用于各种原因所致老年性痴呆且有氧代谢的能量代谢障碍。实验研究表明，高压氧治疗有利于改善脑缺氧及消除脑水肿。高压氧可增加血氧含量，提高血氧分压，增加血氧弥散能力，改善脑组织的供氧状态。Boerama 的观察证明，高压氧可促进脑血管的修复，从而有利于脑功能的恢复，一般主张应用 1ATA 氧压。压力过高可能引起脑血流量重新增加，并影响脑代谢进行。高压氧治疗的次数应根据脑电图的改善而决定。为减少脑缺氧后遗症发生，一般应治疗 1~2 个疗程。

2.药物治疗

参考择优方案。

3.物理治疗

（1）作业疗法：根据患者的功能障碍，选择一些患者感兴趣、能帮助其恢复功能和技能的作业，让患者按指定要求进行训练，如积木、拼板、书法、绘画、针织等。使患者集中精力，增强注意力、记忆力，增加体力及耐心，增加愉快感，重建对生活的信心。

（2）现实导向治疗：早期的研究显示，现实导向（reality orientation）治疗，可提高痴呆患者的认知功能（Hanley）。近期的研究通过观察 MMSE 和言语流利度证实了现实导向治疗的效果。2 个研究（Karlsson，Widerlov）探讨了整合提高（integrity-promoting）护理程序对 AD 患者的作用，即增加情绪、智力和体力交流，在实行这一程序 2 个月后，实验组的短期记忆和视觉感受明显改善，对照组的病情恶化。而且与实验组相比，对照组患者注意力下降，心不在焉显著增加，此外，一个重要的发现是实验组 CSF 中生长抑素显著增加，而对照组下降。

（3）经皮电神经刺激（TENS）：Scherder 在一系列研究中观察了增加躯体感觉刺激对早期 AD 患者记忆、独立生活能力和情绪的影响。这些刺激包括经皮电刺激、触觉神经刺激和两者结合等。其研究结果表明，与安慰剂治疗的对照组相比，刺激组 AD 患者的非语言短期记忆，非语言和语言性长期记忆和语言流利程度均显著改善。

（4）光治疗：以人工光源或日光辐射能量治疗疾病的方法称为光疗法。老年大鼠的研究表明：通过环境刺激，可改善昼夜时间系统解剖和功能的退变。Lucassan 等证实增加光刺激可防止与衰老有关的视交叉上核（SCN）加压素神经元数目的减少。以上证据均为光治疗提供了有利的依据，虽然具体的治疗方法还需要进一步的研究，但光治疗不失为一种有前景的治疗方法。光疗法所采用的人工光源有红外线、可见光、紫外线、激光 4 种。

（5）体育锻炼治疗：越来越多的证据表明，神经元的激活对衰老和老年性痴呆的退行性改变具有保护作用，尽管其他的可能机制不能排除，DNA 的损伤和修复间平衡的改善可能是其机制之一。通过体育锻炼以达到对神经元的刺激，促进其功能的恢复，这将为治疗老年性痴呆提供新的策略和思路。

第二节　癫痫

一、概述

癫痫是一组由大脑神经元异常放电所引起的突然、短暂、反复发作的脑部功能失常综合征。因异常放电的神经元涉及部位和放电扩散范围的不同，可引起运动、感觉、意识、自主神经等不同的功能障碍。每次神经元的阵发放电或短暂过程的脑功能异常称为癫痫发作。1 个患者可有 1 种或数种发作的形式。癫痫是神经系统的常见病之一。国内流行病学调查，其患病率为 3‰~8‰，年发病率约为 37/10 万，某些发展中国家可多达（100~190）/10 万。

二、诊断步骤

（一）病史采集要点

临床上，首先根据发作的临床表现及有关资料做出发作类型的诊断，即症状学诊断。癫痫的诊断主要依靠三方面的资料：①发作时的临床表现，录像记录较客观，但有时仅能根据患者或目击者的描述；②发作期的脑电图改变；③发作间期脑电图改变。由于在许多患者发作中，患者事后不能回忆，故需要向目睹者了解整个发作过程，包括当时的环境、发作过程，有无肢体抽搐及其发作时的大致顺序，有无怪异行为和精神异常等。发作时有无意识丧失，有无咬舌、尿失禁，醒后有无头痛以及肌痛、疲乏等。另外，还要详细了解以下几个方面内容：发作的时间规律性及诱发因素、起病年龄、家族史、神经系统检查及影像学检查、脑电图特征及对药物的反应及转归。

（二）体格检查要点

强直阵挛发作时患者出现意识丧失，大小便失禁，瞳孔散大，光反应消失，深浅反射消失，呼吸暂停，跖反射阳性；发作后可有舌咬伤等体征：一般无神经系统定位体征，有时发作后可出现一过性偏瘫（Todd 瘫痪）；在结节性硬化继发癫痫发作患者中，可发现皮肤叶状白斑、面部皮疹；而Lennox-Gastaut 综合征患儿可出现智能低下；而在肌阵挛性癫痫患者中，多数患者不同程度地存在肌张力增高、病理反射阳性、共济失调、构音不清、吞咽困难等神经系统损害的症状及体征，少数患者有耳聋及视神经萎缩；在症状性癫痫患者则可出现原发病的体征。

（三）门诊诊断分析

在门诊患者诊断过程中，主要根据详细询问患者的起病情况、发作时的临床表现、发作频率、演变过程、持续时间及脑电图改变，判断患者的可能发作类型，从而确定如何选择合适的抗癫痫药物。

（四）进一步检查项目

1.脑电图

脑电图检查对癫痫患者的诊断有帮助。发作间期有 50%以上的患者借助脑电图可以发现各种痫样放电。失神发作患者可有双侧对称、同步发放的每秒 3 Hz 棘-慢波放电，持续 5~20 s，如仅 1~2 s 则无临床表现；非典型失神发作可有 2.5 Hz 以下的慢的尖-慢波放电；肌阵挛发作时可有多棘波或多棘-慢波。部分发作包括良性中央回-颞区癫痫和枕叶癫痫，可有局限的尖波、棘波和尖-慢波，或有局限性θ波和δ波。精神运动性发作表现为单侧或双侧颞叶前部的尖波或尖-慢波，有时为长段的θ波活动。West 综合征常有弥散性高波幅慢活动，杂以散在的棘波，发作时则呈短促低平电位，即所谓的高峰节律紊乱。若应用多种激发方法，例如过度换气、闪光刺激、剥夺睡眠等，则可使间歇期痫样放电的发生率提高到 80%左右。在脑电图诊断困难的患者中，应用便携式 24 h 动态脑电图和 24 h 长程视频脑电监测，可提高检出的阳性率，有助于癫痫的诊断和（或）鉴别诊断。但有少数癫痫患者的脑电图检查可始终正常，而有 1%~3%的正常人也可记录到痫样放电。因此，应当指出的是，一次正常的脑电图并不能排除癫痫的诊断；反之，脑电图的轻度不正常出现阵发性活动，亦不能诊断为癫痫。

2.影像学检查

神经影像学检查可确定脑结构异常或病变，对癫痫及癫痫综合征诊断和分类颇有帮助，有时可以做出病因诊断，如颅内肿瘤、灰质异位等。MRI 较敏感，特别是冠状位和海马体积测量能较好地显示颞叶、海马病变。功能影像学检查如 SPECT、PET 等能从不同的角度反映脑局部代谢变化，辅助癫痫灶定位。

三、诊断对策

（一）诊断要点

癫痫的诊断必须回答下列数个问题：①是否癫痫?②何种发作形式的癫痫?

③病因是什么?因为只有确诊,明确发作形式和明确可能的病因,才能正确地选择药物和制订治疗方案。

1.确定是否癫痫

在大多数情况下,依据详细的病史,即向患者家属或目睹者了解整个发作过程,包括可能的诱发因素、起始情况、发作时程、发作时的姿态和面色、意识状况、发作后的表现,是否伴随咬舌、尿失禁及跌伤等,以及发作的次数、间歇期有无异常;了解家族史、生长发育史、有无热性惊厥、颅脑外伤、脑膜炎、脑炎史等;并进行详细的体检,可以初步诊断,必要时可做辅助检查。

2.明确何种类型的癫痫

要根据发作形式的描述、医师或陪伴者目睹的第一手资料判断发作类型。亦可根据脑电图检查结果确定癫痫的临床类型。

3.判断癫痫的病因

根据病史和神经系统检查,针对所怀疑的病因进行有关检查,如电解质、血糖、肝和肾功能,头颅 CT、MRI、SPECT、DSA 和 PET 等,了解有无脑结构的损害灶。皮肤、皮下结节的活检可为病因提供依据。

(二)鉴别诊断要点

临床上应与以下几类发作性疾病相鉴别。

1.假性癫痫发作

假性癫痫发作又称心因性发作,多有情绪或心理诱发因素,发作形式不典型、非刻板、发作时间相当长,意识不丧失,一般不伴有自伤和尿失禁,脑电图正常。伴有过度换气的恐惧发作或焦虑发作可能出现感觉症状、抽搐等。

2.晕厥

晕厥为脑血流灌注短暂、全面不足所致的意识瞬间丧失,主要由血管运动失调或心血管疾病引起,多有明显的诱因,如疼痛、情绪激动、胸内压突然升高(咳嗽、发笑、用力、憋气等)、久站,以及用力、奔跑等。晕厥发生前一般先有头晕、胸闷、黑矇等症状,发作时面色苍白、出汗,有时脉搏微弱。少数患者可伴短暂抽搐、尿失禁。有时需脑电图和心电图监测来鉴别。

3.偏头痛

偏头痛的视觉先兆和偶然出现的肢体感觉异常要与部分发作相鉴别。偏头痛的先兆症状持续时程较长，随后都有头痛发作，常伴恶心和呕吐，有头痛发作史和偏头痛家族史。

4.短暂性脑缺血发作（TIA）

短暂性脑缺血发作为脑局部血流灌注不足所致的功能障碍，表现为功能抑制的现象，多见于中、老年患者，常伴有高血压、高血脂及脑血管疾病史。此外，在儿童、成人中尚存在许多非癫痫性发作，如屏气发作、遗尿、磨牙、梦魇、腹痛、低血糖发作等。多数通过病史询问和必要的检查可以鉴别。

（三）临床类型

1.部分性发作

部分性发作是由于脑皮质某一区域的病灶造成，通常由于损害的区域不同而引起不同的表现类型。如一侧或两侧颞叶损害可造成精神运动性发作，嗅幻觉的发作可能病损在钩回前部，所以临床表现有一定的定位意义。发作时程较短，一般 1 min 至数分钟。根据发作期间是否伴意识障碍，以及是否继发全身发作，又分为简单部分性发作、复杂部分性发作和部分发作继发全身发作 3 种类型。

（1）简单部分性发作：痫性放电仅限于一侧大脑半球相对局限的区域，发作时无意识障碍，对发作经过能充分回忆，具体表现决定于痫性放电的部位。

运动性发作：指局部肢体抽搐。多见于一侧口角、眼睑、手指或足趾，也可涉及一侧面部或一个肢体。若发作自一处开始，按大脑皮质运动区的分布顺序缓慢移动，如自一侧拇指沿腕部、肘部、肩部扩展，称为杰克逊运动发作，病灶在对侧运动区：表现为头、眼、躯干向一侧偏转的发作，偶尔造成全身旋转者，称为旋转性发作；一侧上肢外展、肘部半屈，伴有向该侧手部注视的发作者，称为姿势性发作。较严重的部分运动性发作后，发作部位可遗留暂时性的瘫痪，成为 Todd 瘫痪。局部抽搐偶尔可持续数小时、数天，甚至数周，则形成持续性局限型癫痫，称为癫痫持续状态。

感觉性发作：可分为体感性发作和特殊感觉性发作。

体感性发作：多为针刺感、麻木感、触电感等。大多发生在口角、舌部、手指或足趾，病灶在中央后回躯体感觉区。也有按皮质感觉代表区的分布扩散，犹如杰克逊发作。

特殊感觉性发作：表现为①视觉性，简单视幻觉如闪光，病灶在枕叶；②听觉性，简单幻听，如嗡嗡声，病灶在颞叶外侧或岛回；③嗅觉性，闻到焦臭味，病灶多在额叶眶部杏仁核或岛回；④眩晕性，眩晕感、漂浮感、下沉感，病灶在岛回或顶叶。特殊感觉性发作均可作为复杂部分性发作或全身强直阵挛发作的先兆。

自主神经发作：如烦渴、欲排尿感、出汗、面部及全身皮肤发红、呕吐、腹痛等，胃肠道症状很少单独出现。病灶在杏仁核、岛回或扣带回。

精神性发作：表现为①遗忘症，如似曾相识、似不相识、快速回顾往事、强迫思维等，病灶多在海马部；②情感异常，如无名恐惧、愤怒、抑郁和欣快等，病灶在扣带回；③错觉，如视物变大或变小、听声变强或变弱，以及感觉本人肢体变化等，病灶在海马后部或者颞枕部。精神症状虽可单独发作，但它常为复杂部分发作的先兆，有时为继发的全身强直阵挛发作的先兆。

（2）复杂部分性发作：多数自简单部分性发作开始，随后出现意识障碍、自动症和遗忘症，也有发作开始即有意识障碍。复杂部分性发作也称精神运动性发作；因其病灶在颞叶，故又称颞叶癫痫；也可见于额叶、嗅皮质等部位。以嗅觉先兆起始的复杂部分性发作又称为钩回发作。复杂部分发作在先兆之后，患者呈部分性或完全性对环境接触不良，做出一些无意义或似有目的的动作，即自动症，表现为患者突然瞪目不动，然后机械性地重复原来的动作，或出现反复吸吮、咀嚼、清喉、搓手、解扣、摸索等；甚至游走、奔跑、乘车上船，也可自动言语或叫喊、唱歌等。

（3）继发全身发作：任何类型的部分发作都有可能发展成全身强直阵挛发作、强直发作或阵挛发作，患者意识丧失、惊厥。

2.全身发作

痫性放电从一开始即同时涉及两侧大脑半球，常以意识丧失为首发症状，没有从脑局部起始的任何临床或脑电图表现。根据发作时的运动表现可分为以下6种亚型。

（1）全身强直阵挛发作（GTCS）：以意识丧失和对称性抽搐为特征。

发作可分为 3 期①强直期。患者突然意识丧失、跌倒、全身骨骼肌同时持续性抽搐、上睑抬起、眼球上翻、喉部痉挛、躯干和四肢紧张性伸直，持续 20 s 左右。②阵挛期。全身间歇性阵挛，频率由快变慢，松弛期逐渐延长，最后一次强烈阵挛后抽搐突然停止，本期持续约 1 min。此期因患者伴有阵挛性呼吸，唾液和支气管分泌物增多，同时可能会造成舌咬伤，因此口中有白沫或血沫，还可能发生尿失禁。在以上两期中可见心率加快、血压升高、支气管分泌物增多、瞳孔散大和对光反射消失、呼吸暂时中断、皮肤发绀，病理反射征阳性。③惊厥后期。呼吸首先恢复，继而心率、血压、瞳孔等恢复正常，意识逐渐清醒。自发作开始至清醒历时 5~10 min。清醒后常感头晕、头痛、全身酸痛和乏力，对抽搐全无记忆。个别患者在完全清醒前有一短暂的自动症或情感异常。

（2）失神发作：典型失神发作发作时脑电图通常为规则而对称的 3 Hz 棘-慢复合波及多棘-慢复合波，亦常为双侧性。发作间期脑电图往往正常，但可有阵发性活动（如棘波或棘-慢复合波），这种活动一般规则而对称。失神发作的特点是突然起病，中断正在进行的活动，茫然呆视，可能有双眼短暂上翻，如果患者正在说话，则可变慢且中断；如正在走路，可突然站立不动；如正在进食，则食物在送往口腔的途中突然停止。此时与之说话往往无反应。当和有些患者说话时，可使其发作中止。发作持续数秒至半分钟，然后和开始一样迅速消失。

可有以下几种类型：①仅有意识障碍的失神，发作表现如上所述，发作时无其他活动。②有轻微阵挛成分的失神，发作失神与上述单纯失神一样，但可出现眼睑、口角或其他肌群的阵挛性动作，其程度可由不易觉察的动作到全身肌阵挛性跳动；手中所持物品可以跌落。③有失张力成分的失神，发作时可有维持姿势和维持四肢的肌张力减低，导致头下垂，偶有躯干前倾、双臂下垂、紧握则可放松。偶尔张力减低到使患者跌倒。④有肌强直成分的失神，发作时肌肉可有强直性收缩，引起伸肌或屈肌张力对称性或非对称性增高。如患者正站立时，头可向后仰，躯干后弓，导致突然后退。头可强直性拉向一侧。⑤有自动症的失神，自动症表现如前述。在失神发作时，还可见似有目的的动作，如舔唇、吞咽、抚弄衣服或无目的行走等。如与之说话，则可咕哝作声或头转向说话声音处，当触碰患者，则可以来抚摸。自动症可十分复杂，也可很简短，致使随便观察不易发现。常出现混合性失神。⑥有自主神经成分的失神。以上②~⑥条可单独或共同出现。

（3）非典型失神发作：发作时脑电图较杂乱，可包括不规则棘-慢复合波，快活动或其他阵发性活动。异常为两侧性，但常不规则和不对称。发作间期脑电图的背景往往不正常，发作性电活动常不规则和不对称。可有肌张力改变，且更明显，其起病和（或）停止均非突然。

（4）肌阵挛发作：呈突然、短暂的快速肌肉或肌群收缩，可能遍及全身，也可能局限于面部、躯干或肢体。可单独出现，亦可有规律地重复，晨醒和刚入睡时最易发生。脑电图示多棘-慢波。

（5）强直发作：表现为全身肌肉强烈的强直性痉挛，肢体直伸，头和眼偏向一侧，颜面青紫，呼吸暂停和瞳孔散大。躯干的强直发作造成角弓反张。脑电图示低电位的 10 Hz 波，振幅逐渐升高。

（6）阵挛发作：表现为全身肌肉反复阵挛性抽搐，恢复较强直阵挛发作为快。脑电图示快活动、慢波及不规则棘-慢波。

（7）失张力发作：表现为肌张力的突然丧失，造成垂颈、张口、肢体下垂或全身跌倒，持续 1~3 s，可有或无意识障碍。脑电图示多棘-漫波或低电位快活动。

3.癫痫综合征

根据癫痫发作的起病年龄、发作类型、有无脑损害、脑电图改变、家族史等因素确定癫痫综合征的类型。现将较常见的癫痫综合征分述如下。

（1）儿童良性中央回-颞区棘波灶癫痫：又称良性中央回癫痫。占儿童期癫痫的 15%~25%。于 3~13 岁起病，表现为一侧面、舌抽动，常伴舌部僵滞感、言语困难、吞咽困难、唾液增多，可涉及同侧肢体，偶尔扩展成全身强直阵挛发作。常在睡眠时发作。频率较稀疏，一般数月或更长时间发作一次。脑电图可见一侧或两侧交替出现的中央回-颞区高波幅棘波。预后良好，易于药物控制，大多在青春期前完全缓解。

（2）儿童枕叶放电灶癫痫：发病年龄自 15 个月至 17 岁（平均 7 岁）。常为发作性的视觉症状如黑朦、视幻觉（移动的光点）或错觉（视物变小等），随后可有偏侧阵挛性抽搐，偶可有大发作。发作后有头痛。闭眼时脑电图示枕叶有高波幅棘波或尖波，睁眼时消失，此为与其他癫痫的鉴别点。它是良性癫痫，预后良好。

（3）婴儿痉挛症（West syndrome）：出生后 1 年内发病，表现为快速点头样痉挛，常呈突然的屈颈、弯腰动作，也可涉及四肢。每次痉挛 1~15 s，常连续数次至数十次，以睡前和睡后最频繁，常伴有精神运动发育迟滞。脑电图呈特征性的弥散高电位不规则慢活动，杂有棘波和尖波，称为高峰节律紊乱。预后不良，有半数以上转为 Lennox-Gastaut 综合征。

（4）Lennox-Gastaut 综合征：起病于学龄前。患者多伴有智能发育障碍，可有多种发作形式，以强直发作最常见，其次有失张力发作、肌阵挛发作、全身强直阵挛发作等，每天发作达数次。脑电图背景活动异常，伴有 1.5~2.5 Hz 棘-慢波或尖慢波。抗癫痫药物较难控制发作，预后不佳。

4.癫痫持续状态

癫痫持续状态系指一次癫痫发作持续 30 min 以上，或连续多次发作，而发作间期意识未恢复至清醒的一种状态。任何类型的癫痫发作均可出现癫痫持续状态，以全身强直阵挛发作的持续状态为多见。停药不当或不规范的抗癫痫药治疗是最常见的原因。诱发因素包括感染、过度疲劳、孕产和饮酒等。在成人的症状性癫痫中，部分以癫痫持续状态为首发表现。癫痫持续状态是一种危重状况，惊厥性全身性抽搐一次接连一次，意识始终不清，如不及时控制，可引起高热、感染、电解质紊乱、酸中毒，心、肺、肝和肾等多脏器衰竭，肌红蛋白尿等，并可导致死亡。非惊厥性失神性发作持续状态，也可导致数小时的意识障碍、精神错乱等。

癫痫持续状态可分为以下 6 类。

（1）全身惊厥性癫痫持续状态：包括 GTCS 癫痫持续状态、强直性癫痫持续状态、肌阵挛性癫痫持续状态等。最常见的是 GTCS 癫痫持续状态。临床表现为反复的全身强直-阵挛发作，或 2 次发作间意识不清，或 1 次发作持续 30 min 以上。开始时一般呈大发作相，以后症状加重，发作时强直期持续时间延长，而阵挛期持续时间减少，两次发作之间隔时间缩短，昏迷不断加深，出现严重的自主神经症状，如发热、心动过速或心律失常，呼吸加快或呼吸不稳，血压在开始时升高，后期血压下降，腺体分泌增加，唾液增多，气管、支气管分泌物阻塞，以致呼吸道梗阻，发生青紫缺氧症状。此外，常有瞳孔散大，对光反射、角膜反射消失，并出现病理反射。

多数患者一开始就是全身性发作，约 45% 的患者可能由局限性发作发展而来，后者常提示病灶所在，说明为继发性癫痫。发作可持续数小时至数日，发作可以突然停止或逐渐延长时间，发作减轻，然后缓解。

（2）简单部分性发作持续状态：主要有简单部分性运动性发作持续状态，又称 Kojewnikow 癫痫。表现为身体的某一部分持续不停地抽搐达数小时或数天，但无意识障碍，可扩展为继发性全身性癫痫，是第二种常见的癫痫持续状态形式，可以出现在有阵挛性发作的患者或作为急性神经系统损害的症状。局灶性运动性癫痫持续状态易累及面、眼或上肢，在面部倾向于阵挛性发作，在肢体则倾向于强直-阵挛性发作，有时可累及对侧肢体，偏身痉挛性发作间隙常有神经系统体征，抽搐的一侧肢体常有短暂的轻偏瘫，称为 Todd 麻痹，有时出现巴宾斯基征阳性等锥体束损害的体征，患者可以伴有某种程度的意识障碍及自主神经症状。

常规脑电图显示额叶、中央区、前颞，常可发现发作性棘波、慢波及 8~15 Hz 节律活动，少数患者脑电图也可无异常改变。

（3）复杂部分性发作持续状态：又称精神运动性发作持续状态，此种发作临床上罕见。常表现为两种形式，一是患者长时间处于朦胧状态，并有反应迟钝，部分性语言及似有目的的自动症。二是患者有一连串的发作性部分性发作，并伴有凝视、无反应、语言障碍、固定不变的自动症，两次发作期间意识呈朦胧状态。脑电图上常显示持续的慢波，以意识朦胧状态时尤为明显，或者在弥散性慢波的背景上出现额叶的棘-慢波放电。

（4）全身性非惊厥性癫痫持续状态：主要有失神状态或小发作状态，表现为发作时意识浑浊，精神错乱，轻度意识障碍时，只有思维及反应变慢，不易被发现，当有严重意识浑浊时，则缄默不语或语言单调、少动、定向力丧失，也可发展为木僵昏睡状态，所有的精神活动都丧失，患者仅对较强烈的刺激有反应，部分患者发作时有面部及手的自动症，发作可持续 3 min 至 12 h 或更长。失神性癫痫状态以儿童为多见，但有相当一部分出现在成人。

脑电图在鉴别诊断中有决定意义，其表现为持续的或间断的棘-慢波放电，可以是规则的 3 Hz 的棘-慢波，但更多见的是 2~3 Hz 的不规则的棘-慢波或多棘-慢波放电。

（5）偏侧性癫痫持续状态：多见于婴幼儿，表现为半侧阵挛性抽搐，常伴有同侧偏瘫，称为半身惊厥-偏瘫综合征（HH 综合征）。

（6）新生儿期癫痫持续状态：表现多样而不典型，多为轻微抽动，肢体奇异的强直动作，常由一肢体转移至另一肢体，或为半身抽搐发作。发作时呼吸暂停，意识不清，具有特征性 EEG 异常，1~3 Hz 慢波夹杂棘波，或 2~6 Hz 节律性棘-慢波综合，阵挛性发作有棘、尖波放电。

四、治疗对策

癫痫治疗有 3 个方面：①患者的教育和社会照料；②病因和诱发因素的治疗；③癫痫症状的控制，即药物和手术治疗。

（一）教育和社会照料

患者对于本病要有正确的认识，要解除精神上的负担，要有良好的生活规律和饮食习惯，避免过劳、睡眠不足和情感冲动，不宜驾车、游泳、夜间独自外出，以防意外发作。不食辛辣食物，戒酒戒烟。不可担任高空作业和在转动的机器旁工作。既要注意身体安全，又要尽可能地与常人一样生活、学习和工作，不要因自卑而脱离社会。学校、家庭与社会不应歧视癫痫患者；社区、学校应注意关心癫痫患者的生活、婚姻、就业问题。

（二）明确病因

明确病因者应积极治疗，如纠正代谢紊乱、颅内炎症的抗感染治疗、寄生虫的药物驱虫和颅内占位病变的手术切除等。

（三）药物治疗

癫痫不论是原发性还是继发性，其最重要的治疗是控制发作，给予患者恰当的治疗不仅基于医生能正确区分癫痫和其他非癫痫发作，而且需要确定发作类型及不同类型的癫痫综合征。目前控制发作的主要手段是药物治疗。用近代的有效的抗癫痫药物，约 80% 的癫痫患者发作可以控制，另一部分患者，特别是那些复杂部分性发作或症状性癫痫，可因反复发作而成为难治性癫痫。还有一些患者，由于无法忍受抗癫痫药物的急性或慢性毒副作用，而不能继续用这些药物维持。因此，新抗癫痫药物的问世，为癫痫患者的治疗增加了更多的选择。采用手术治疗，可以使药物治疗无效的患者中 50%以上的患者得到改善。随着现代医学技术的发展，尤其电生理检查和微创手术的开展，手术造成的病残及病死率进一步降低。成功的手术治疗，可以完全控制癫痫发作，或者可以将药物减少至单药治疗，减少及避免了药物治疗的急慢性毒副作用和提高患者依从性。

1.药物治疗的基本原则

（1）抗癫痫治疗的决定：癫痫诊断一旦确定，原则上均应积极进行药物治疗。但是，有些每年仅发作 1 次或数年才发作 1 次或此次为初发的患者，应当平衡药物疗效与不良反应的关系，选择观察、随访。据统计，首次发作后有 30%～70%会再发，2 次发作后有 80%～90%会再发，因此可以考虑药物治疗，但仍需视发作间歇期的长短而定。2 次以上的发作，如果间隔期不长，应开始治疗。有明确促发因素，如热性惊厥、酒精或药物戒断发作，一般不主张开始治疗。

（2）按癫痫病的发作类型选择合适的抗癫痫药物：药物选择不当，不仅治疗无效，还会增加发作频度与严重性。一旦开始服药，必须坚持规律服用：从小剂量开始，逐步达到有效浓度，当一个药物达到最大治疗浓度仍不能控制时，选用另一个药物或加用其他药物进行联合治疗。加用其他抗癫痫药物时应注意药物的相互作用，或是增加血浓度，或是降低血浓度的影响，例如每天口服 0.4~0.6 g 卡马西平，血浓度可达 4 μg/mL，但每天加服 0.2~0.3 g 苯妥英钠后，卡马西平的血浓度可降至 1 μg/mL。

（3）药物剂量及给药方法：给药方案应以血药浓度监测为依据，许多药物血药浓度与药效的相关程度明显大于剂量与药效的相关程度。血药浓度监测可以充分发挥抗癫痫药物的治疗作用，减少药物过量中毒的发生，并能知道特殊人群的用药，了解患者的依从性。应清晨空腹取血检查，以了解患者真正的药物稳态。用药应从小剂量开始，逐渐调整到既能控制发作，又不产生中毒反应的剂量。抗癫痫药物至少每个半衰期给药 1 次。一些药物需要更频繁地投药，以减少峰-剂量不良反应。

（4）换药及减停药：更换药物要缓慢，应逐步进行，要在原药基础上加用新药，然后逐步撤除老药。一般根据药物半衰期及达到稳态浓度的时间（为药物半衰期的 5～10 倍，半衰期越长，达到稳态浓度所需时间越长），因此，在替换药物时，为避免新药未达稳态浓度，而旧药突然停用所致的发作频繁，至少有 3～7 d 的过渡时间。同时，在临床发作未减少而服药不足 15d 者，一般不宜频繁换药。一旦开始服药，必须坚持长期服药，一直到癫痫完全控制，并仍继续服药 3～5 年后才可能停药。减药过程通常需 1 年左右。停-药时应根据脑损害的体征、癫痫的病程、发作类型、频率、脑电图及患者的工作性质等因素综合判断。不能随意减量或停药，以免出现癫痫持续状态。

也有学者认为单纯失神发作治疗 2 年即可停药。但即使达到减停药物时间，仍无法预测是否会复发。而且服药应该严格按照医嘱，定时定量，不自行减量，避免突然停药导致癫痫持续状态。

2.药物治疗计划

药物治疗的目标是，用单药每天 1～2 次服用，能控制发作而不产生不良反应。合理的治疗可使近 70%～80%患者的发作得到控制。

第一步：去除和避免如幼儿的发热、过度疲劳、酒及药物滥用、医源性低血糖及光敏等诱发因素。

第二步：告诉患者及其家属关于着手抗癫痫药物治疗的理由、预期的结果、限制因素、可能的时间、需要规律的服用等。说明抗癫痫药物不能治愈癫痫，通常需要长达数年的服药，可使 70%～80%的患者发作得到控制，必须坚持每日按规定服药，漏服可使癫痫发作。

第三步：根据发作类型给予一种第一线抗癫痫药物，从小剂量开始，如仍发作但服药未出现副反应则逐步加量，直至最大耐受量。

第四步：尽管用最大耐受量的第一线药物，发作仍然继续，应重新考虑癫痫的诊断及其病因，可能患者的发作为非癫痫性，或可能是脑部潜在结构性改变的结果，给予影像学检查。还要确定患者是否按医嘱服药，即患者的依从性如何。

第五步：确定第一种药物效果不佳时，换用适合于患者发作类型的另一种第一线抗癫痫药，逐步加至合适剂量，然后渐停初始用的抗癫痫药物，仍用单药治疗。替换需根据药物的半衰期及达稳态血药浓度所需的时间，一般为药物半衰期的 5～7 倍。

第六步：单用第二种抗癫痫药物时，也应调节至合适剂量。

第七步：如果单用所有第一线药物且达到最大耐受量而发作仍然依旧，则宜并用两种第一线药物。联合治疗可获得 10%～15%控制发作率。

第八步：如合用两种第一线药物仍无效，则保留其中可能较有效的、不良反应少的一种，并以第二线药物取代另一种第一线药。

第九步：如所加的第二线药物证实有效，应考虑撤停原第一线药物。如第二线药物也未显效，则不要继续使用。

第十步：如控制仍不理想，此时应考虑用新抗癫痫药，一般应使用疗效比较肯定的一种。

3.药物剂量的调整

药物使用在急诊情况下，需要迅速而充分的抗癫痫作用时，开始就应给足量，如苯妥英钠及苯巴比妥可以给负荷量。在非紧急情况下，一般开始剂量宜小，然后逐步调整到既能控制发作又不产生毒副作用为宜，也即达到最小的有效量。调整剂量时除临床观察外，血药浓度测定可作为重要依据。由于个体差异，应根据不同对象采用不同剂量。儿童一般按体重计算药量，婴幼儿由于代谢较快，用量比年长儿童为大。

癫痫患者在发作间期应坚持不间断和有规律地服药，使药物浓度一直保持在有效范围，以维持疗效，不规律用药往往是不能控制发作的主要原因。

合理安排服药次数，既要保证疗效，又要简化患者服药次数，保证不漏服药。为此，应根据药物的半衰期来简化服药方法，半衰期长者如苯妥英钠及苯巴比妥可每日 1 次。

（1）癫痫病持续状态的治疗：癫痫持续状态是一类医学急症，应在 1 h 内尽一切努力使发作停止。其治疗原则为①选用有效足量的抗癫痫药物，力求经过积极处理后能够在发作后尽快控制症状，切忌少量多次反复给药；②在药物治疗的同时，尽早进行针对性检查，积极寻找病因，避免再次发作和不能控制发作；③维持生命功能，预防和控制并发症，及时纠正酸中毒、呼吸循环衰竭、感染和水电解质失调；④发作控制后，应给予抗癫痫药物的维持量，依据病因及时调整药物用量。

在控制发作的基础上，应注意以下几点：①严密观察生命体征，并作特护记录，有变化时随时处理；②外伤的防护，避免摔伤、唇舌咬伤，检查有无骨折、颅内血肿、脑挫裂伤等；③防止呼吸道阻塞及窒息；④积极处理颅内压升高，避免脑疝发生，可给予 20%甘露醇 250 mL 快速静滴，或地塞米松 10~20 mg 静脉滴注；⑤对精神运动性癫痫持续状态应该防止伤人和自伤；⑥高热者可用物理降温。

控制发作可用下列药物。

地西泮：是成人或儿童各型癫痫状态有效的首选药。成人剂量 10～20 mg，单次最大剂量不超过 20 mg；儿童 0.3～0.5 mg/kg。以每分钟 3~5 mg 速度静脉推注。如 15 min 后复发可重复给药，或用地西泮 100～200 mg 溶于 5%葡萄糖盐水中，于 12 h 内缓慢静脉滴注。地西泮偶可抑制呼吸，需停药。

10%水合氯醛：成人 25～30 mL，小儿 0.5～0.8 mg/kg，加等量植物油保留灌肠。

氯硝西泮：药效是地西泮的 5 倍，半衰期 22～32 h，成人首次剂量 3 mg 静脉注射，对各型癫痫状态疗效俱佳，以后 5～10 mg/d，静脉滴注或过渡至口服药。须注意对呼吸及心脏抑制较强。

异戊巴比妥钠：成人 0.5 g 溶于注射用水 10 mL 静脉注射，儿童 1～4 岁 1 次 0.1 g，5 岁以上 1 次 0.2 g，速度不超过每分钟 0.05 g，至控制发作为止；0.5 g 以内多可控制发作，剩余未注完的药物可肌内注射。

利多卡因：2～4 mg/kg 加入 10%葡萄糖注射液内，以 50 mg/h 速度静脉滴注，有效或复发时均可重复应用。心脏传导阻滞及心动过缓者慎用。

（2）控制发作后应使用长效 AEDs 过渡和维持，早期常用苯巴比妥钠，成人 0.2 g 肌内注射，每日 3～4 次，儿童酌减，连续 3～4 d。同时应根据癫痫类型选择有效的口服药（早期可鼻饲），过渡到长期维持治疗。

（3）常用抗癫痫药物：

苯妥英钠：对全身性强直-阵挛性、复杂部分性和简单部分性发作有效，常被首先选用，特别是成人。因为苯妥英钠有潜在的不良反应（毛发增多、牙龈增生、面部皮肤粗糙），对婴儿和幼儿不作为首选。考虑对面容方面的不良影响时，卡马西平是苯妥英钠的主要替代药物。当单药治疗无效时，常将苯妥英钠和苯巴比妥、扑痫酮、卡马西平或丙戊酸钠其中之一合用。它对失神、肌阵挛性和失张力性发作无效，也不主张用它来治疗伴有失神发作和肌阵挛的婴儿痉挛症、Lennox-Gastaut 综合征和大龄儿童及青少年的癫痫综合征。苯妥英钠静脉给药治疗癫痫持续状态有效，如果原发性癫痫发作间隔期较长，可首先选用此药来治疗。因为给全负荷剂量所需时间较长，需要用地西泮或氯羟去甲西泮控制发作。此药也可预防正在进行酒精戒断综合征治疗的高危患者和某些颅脑创伤患者的发作。苯妥英钠为零级药动学，有效浓度范围为 10～20 μg/mL，常见中毒症状有眩晕、共济失调、语言不清、眼球震颤、复视、昏迷，不良反应有牙龈增生、多毛症，很少发生很严重的特异质反应，包括肝炎、骨髓抑制、系统性红斑狼疮、Stevens-Johnson 综合征和类似于恶性淋巴瘤的淋巴结病。可能发生叶酸缺乏、引起巨幼细胞性贫血，对维生素 D 代谢的干扰可引起骨软化。剂量必须个体化，开始时分几次给药，成人一旦达稳态，每日给药一次足以维持血药浓度，开始每日 300 mg 分 2 次服用，常用维持量为 300～400 mg 或 3～5 mg/kg，最大剂量通常为 600 mg。

卡马西平：有很强的抗癫痫效能，单用或与其他抗癫痫药物合用治疗部分性发作特别是复杂部分性发作，全身强直-阵挛发作，以及这些发作类型同时存在的癫痫有效。卡马西平对失神、肌阵挛和失张力发作一般无效。在患有症状性全身性癫痫和持续棘-慢波放电的儿童中，这些类型的发作可随卡马西平的应用而发作频率增加。有可比性的临床试验资料表明简单和复杂部分性发作，卡马西平比苯巴比妥和扑痫酮的耐受性好，但每个人的反应不同。很多医师把卡马西平看作是特发性和症状性局灶性癫痫初次治疗的首选药物，特别是对儿童和妇女。对于儿科患者，此药越来越比苯巴比妥受欢迎，因为它对认知和行为的影响比较小。据报告它具有促精神活性，对抑郁的癫痫患者可增加活跃性和提高情绪，但对精神状态正常的其他患者则无此作用。精神方面的改善可能是由于用卡马西平代替了镇静药，发作得到控制，或者是由于直接的促精神作用的结果。卡马西平单一用药时的有效药浓度范围是 6~12 mg/L 或 4~12 mg/L；与其他抗癫痫药物合并使用时的有效药浓度范围为 4~10 mg/L。血浆浓度升高或中毒时的常见体征和症状有眼球震颤、视物模糊、复视、共济失调、眩晕、嗜睡、精神错乱、木僵等，长期用药有可能发生血清钙下降而碱性磷酸酶升高，但临床很少有发生软骨病症状者。其变态反应和特异质反应与血药浓度不相关，白细胞、红细胞或血小板减少属特异质反应，一时性的发生率为 10%，持续性发生率约为 2%，停药后多能恢复正常。用法及用量：①6～12 岁儿童，第 1 天 100 mg 分 2 次服，然后以适当的间隔（通常为 1～2 周）每日增加 100 mg，每日的总药量分 3～4 次服用，直至获得预期的疗效（常用每日最大剂量为 1 g）。常用维持量为每日 400～ 800 mg（15～20 mg/kg）；给药的次数必须因人而异。②4～6 岁儿童，10～20 mg/kg 分 2～3 次服用，根据需要和耐受情况以 1 周的间隔每日可增加多达 100 mg 的剂量。常用维持量是每日 250～350 mg（常用最大剂量为 400 mg）。③4 岁以下儿童，主张一开始用 20～60 mg。④成人和青少年刚开始应用时，第 1 天 400 mg 分 2 次服，然后以适当的间隔（通常为 1~2 周）每日增加 200 mg，每日的总药量分 3～4 次服用。当用作单一药物治疗时，每日 2 次给药方案比较合适。单用时常用维持量为每日 600 mg～1.2 g，但与其他药物合用时可高达 1.6 g，常用最大剂量在 12～15 岁儿童为每日 1 g，在 15 岁以上患者为 1.2 g，必要时成人每日可用至 2 g。

氯硝西泮：单用或与其他药物合用有助于控制肌阵挛或失张力发作和光敏性癫痫。在青少年肌阵挛癫痫患者中，肌阵挛发作可被控制，但不能控制全身强直-阵挛发作。虽然此药对失神发作也有效，但可产生耐药性，而且用药 1～2 个月后常发生失神发作的突然发作。因为这个原因，用乙琥胺或丙戊酸钠更为可取。长期用氯硝西泮时，嗜睡和共济失调的发生率高于乙琥胺。如果长期用药后产生耐药性，常常因为戒断症状和癫痫发作而难以停药。氯硝西泮对全身性强直阵挛发作或部分性发作很少有效，但有助于癫痫持续状态的治疗。

地西泮：静脉内应用地西泮是强直-阵挛性癫痫持续状态的极有效急救药，是发作初期的首选药物，因为它在给药后 2～6 min 达到治疗血浆浓度，几乎是立即奏效。由于迅速由脑转移分布于其他组织，起作用持续时间短，为了维持其抗癫痫活性，应该同时或在发作控制后立刻静脉内给予负荷量的苯妥英钠。地西泮及其代谢产物去甲羟地西泮均有药理活性，因其半衰期长，可每日口服用，但由于一次大剂量使用可使血药浓度突然升高，易引起不良反应，所以仍以多次服用为佳。通过胃肠外应用地西泮，尤其在与其他抗癫痫药物合用时，可以引起呼吸和中枢神经系统的抑制和低血压的发生，年轻患者和老年患者更易发生此类问题。静脉应用地西泮，成人常用剂量为 5～10 mg，常用药速度为 2 mg/min，最大剂量 20 mg；儿童常用剂量为 0.15～0.3 mg/kg，时间＞2 min，最大剂量为 5～10 mg，如果发作持续，可在 10～15 min 内重复给予开始所用剂量。

乙琥胺：是不伴有其他类型发作的失神发作的首选药物，它的应用避免了丙戊酸钠的潜在肝毒性。此药可使 60% 的患者发作消失，80%~90% 新诊断患者的发作得到有效控制，并且较少引起嗜睡和胃肠障碍。对单用乙琥胺或丙戊酸钠有抗药性的失神发作的患者，将两药合用常可奏效。乙琥胺对肌阵挛性发作和运动不能性癫痫也可能有效，但对复杂部分性发作或全身强直阵挛发作无效。失神发作和强直阵挛性发作并存的患者，应用乙琥胺必须与苯妥英钠或卡马西平合用，但不如单一应用丙戊酸钠更为可取。口服吸收好，1~4 h 达到血浆高峰浓度，在 40~100 μg/mL 即可控制失神发作。常见不良反应是胃肠症状，呕吐、恶心、厌食等。嗜睡、共济失调、头痛、荨麻疹和行为改变偶有发生。血药浓度过高者虽有报道，但临床上罕见。口服，成人和 6 岁以上儿童，每日 500 mg，如果需要，每 4~7 天增加 250 mg，直至发作控制或出现不良反应。常用维持量为每日 15~40 mg/kg。3~6 岁儿童，开始每日 250 mg，其后剂量增加同成人和 6 岁以上儿童，维持量 15~40 mg/kg，最大剂量为每日 1 g。

苯巴比妥：是一种长效巴比妥酸盐，对全身性强直-阵挛发作和简单部分性发作有效。而控制后者可能需要较高的血药浓度，对复杂部分性发作不完全有效，失神发作不能被减轻反而有可能加重。它常用于新生儿及幼儿发作的治疗，但由于对镇静催眠性抗癫痫药神经心理方面不良反应的担忧，许多神经科医生喜欢镇静作用比较弱的抗癫痫药，而且其对患有热性惊厥发作的患儿的预防作用已受到质疑。应用苯巴比妥除了有轻微的认知障碍外，在所有抗癫痫药物中，其全身毒副反应最少。

扑痫酮：为去氧巴比妥，其化学结构与巴比妥类极为相似，主要用于全身性强直-阵挛性发作和复杂部分性发作。一些临床医师认为此药对复杂部分性发作有特殊功效。在控制部分性或全身强直-阵挛发作方面，它同卡马西平或苯妥英钠一样有效，但较高的不良反应发生率限制了它的应用。扑痫酮常与苯妥英钠合用，但单用更可取。当扑痫酮与其他抗癫痫药物合用时，向苯巴比妥的转换明显增加。它对失神发作无效。不良反应以镇静常见，持续用药可使之减少，神经中毒副作用与用药剂量有关，偶可见皮疹，以斑丘疹或麻疹样疹多见。巨幼红细胞性贫血也有报道，叶酸治疗有效。口服给药后吸收迅速而完全，4 h 达血浆高峰浓度。扑痫酮被代谢为苯巴比妥和苯乙基丙二酰胺（PEMA），但有很大一部分以原型排出。

一些医师认为，以苯巴比妥和扑痫酮两者的浓度为依据调整扑痫酮的剂量是重要的。当扑痫酮浓度急剧超过 12 μg/mL（有效浓度一般为 5～12 μg/mL）时常发生明显的共济失调和嗜睡。当苯巴比妥浓度为 15 μg/mL 时，扑痫酮血浆浓度在 12 μg/mL 可能最为适宜。不过如果苯巴比妥的浓度低，则扑痫酮浓度超过 20 μg/mL 也可以被很好耐受。扑痫酮浓度对其他的抗癫痫药的酶诱导敏感，衍化为苯巴比妥。在这种情况下，苯巴比妥和苯乙基丙二酰胺（PEMA）的浓度都可相对于扑痫酮的浓度而升高。成人和大龄儿童，开始在睡前服 125 mg，连续 3 d，然后每 3 d 增加 125 mg，第 10 天为 250 mg，每日 3 次，以此为维持量。根据临床反应，最大剂量可调整至每日 2 g，分 3～4 次服，或者每日 10～25 mg/kg，分 2～3 次服用。8 岁以下儿童，开始用成人剂量的 1/2，维持量为 125～ 250 mg，每日 3 次，或者每日 10～25 mg/kg，分 2～3 次服用。

乙酰唑胺：是一种碳酸酐酶抑制药，在临床上有多种用途。通过抑制脑组织胶质细胞和脉络丛的碳酸酐酶使细胞内二氧化碳含量增高，细胞内钠离子减少，从而使细胞膜稳定性增加而产生抗癫痫作用。临床上用于治疗小发作，也可在其他类型发作中作为辅助性治疗药物，还用于月经期癫痫发作。常用量为 10～20 mg/（kg·d），有效血浆浓度为 10～14 ng/mL。因为能很快产生耐药性，有人主张间歇用药。不良反应有乏力、头痛、多尿、皮疹等，均较轻微。

丙戊酸钠：丙戊酸钠又名二丙基乙酸钠。1964 年开始用于临床，它与其他抗癫痫药物不同之处是它的分子中不含有氮原子。本品吸收快，口服后不到 4 h 血浓度即达到高峰。半衰期 8～15 h，儿童半衰期比成人短。有效血浆浓度为 50～100 μg/mL。丙戊酸钠为广谱抗癫痫药，它的抗癫痫机制与 γ-氨基丁酸的（GABA）代谢有关，因为丙戊酸钠是 GABA 转氨酶的竞争性抑制药，它能抑制 GABA 向琥珀半缩醛的转化，从而提高了脑内 GABA 的浓度，作为重要的神经抑制药，其浓度增高可起到抗癫痫作用。本药对 90% 失神发作有效，对 80% 的大发作有效，对肌阵挛发作也有效果。儿童常用量是 30 mg/（kg·d），成人为 1200 mg/d，给药途径多为口服，也可直肠给药。其不良反应轻微，对患者认知能力和反应敏捷性的影响较苯妥英钠和苯巴比妥小。长期使用可出现嗜睡、脱发、食欲亢进、震颤、体重增加等不良反应。与其他抗癫痫药合用时不良反应增加。

副醛：对癫痫持续状态用其他药物无效时可经直肠用药，直肠给药常用于儿童，用这种方法给药剂量难于控制，而且吸收很慢。已有应用副醛死亡的报道，支气管肺病为相对禁忌证。在肝病患者中，镇静作用可被延长和增强。过期药可能有毒，必须避免用塑料容器，只能用玻璃注射器和玻璃容器以及橡胶管。儿童直肠给药，0.3 mL/kg 溶于 1～2 份橄榄油或棉籽油中，每 4～6 小时给药 1 次。

（4）新型抗癫痫药物：20 世纪 80 年代以来，随着抗癫痫药物机制的深入研究，在细胞水平和分子水平上设计了一些新的抗癫痫药，主要通过调节钠通道，增强抑制性神经递质 GABA 的活性或阻滞兴奋性神经递质受体的活性起作用。近几年来，有 9 种新的抗癫痫药物上市，即氨己烯酸、拉莫三嗪、加巴喷丁、奥卡西平、托吡酯、非尔氨酯、噻加宾、唑尼沙胺和左乙拉西坦。这些新药抗癫痫谱广，可与其他抗癫痫药合用，治疗指数增加，无不良反应，具有多剂型、多种给药途径、不诱导肝代谢酶的特点。

氨己烯酸：其结构与 GABA 相似，不可逆的抑制 γ-氨基酸转氨酶使脑内 GABA 增加。可以通过血-脑屏障，对部分性发作有或无继发性全身发作的疗效最佳，30%～67%的患者发作减少 50%以上，22%～90%的患者可以长期维持疗效，仅 4.4%的患者长期应用疗效下降。对 Lennox-Gastaut 综合征、West 综合征及 Landau-Kleffner 综合征也有较好的疗效，成人用量 3 g/d 疗效最佳，儿童为 87 mg/（kg·d），最大量为 600 mg/（kg·d）。由于它不可逆的抑制 γ-氨基酸转氨酶，它的血浆半衰期（4～8 h）与它的作用时间关系不像其他抗癫痫药那么明显，在氨己烯酸停药 3 d 后，γ-氨基酸转氨酶才能再生，其不良反应多与中枢神经系统有关，如嗜睡、乏力、头晕、头痛、记忆力减退、抑郁等，个别患者可引起体重增加。反应大多为轻度，治疗过程中症状可逐渐减轻。有精神病史者用氨己烯酸治疗可以导致精神病复发，可能是因为氨己烯酸使基底核多巴胺 D_2 受体结合力下降的原因。

拉莫三嗪：拉莫三嗪为电压门控性钠通道阻滞剂，通过减少钠离子内流增加神经元膜稳定性。主要抑制兴奋性氨基酸神经递质特别是谷氨酸的释放。在癫痫、缺氧或者缺血时可抑制病理性谷氨酸释放，起到保护神经元作用。其代谢为一级药动学，给药剂量和血药浓度之间为线性关系。不与蛋白高度结合，不会从血浆中置换其他药物。由肝代谢为无活性代谢产物，从肾排出。同时应用具有肝酶诱导作用的抗癫痫药物，会降低拉莫三嗪的半衰期，而 VPA 则会延长它的半衰期。对部分性发作有或无继发全身发作者有效，其抗癫痫谱广，使用卡马西平、丙戊酸钠、苯妥英钠无效的患者，加用拉莫三嗪后 81% 可成功地停用原有的抗癫痫药。对 Lennox-Gastaut 综合征及婴儿痉挛症也有较好的疗效。应用时应逐渐增加剂量，从 25 mg/d 开始，每 1~2 周增加 50~100 mg，维持量 100~200 mg/d，合用酶诱导的抗癫痫药物时维持量为 200~400 mg/d；与丙戊酸钠合用时应从 12.5 mg/d 开始，每 1~2 周增加 25~50 mg，维持量为 100~200 mg/d。

加巴喷丁：在结构上为 GABA 类似物，水溶性化合物，口服吸收迅速，1~2 d 达到稳态浓度，迅速停药不会引起癫痫发作增加。在血浆浓度≥2 μg/mL 时，有抗癫痫作用。不与血浆蛋白结合，无酶诱导作用。加巴喷丁对难治性部分发作有效，剂量为 600~1800 mg/d。在超过 600 mg/d 或在每日剂量之上，随剂量的增加吸收减少，如过量服用，不会引起药物中毒。无自身诱导作用，因此单一剂量的药动学可以预知多剂量的血浆水平及药动学。与 PHT、CBZ、VPA、PB 之间无相互影响，可以联合用药而不需要调整剂量。由于加巴喷丁为添加治疗，其与不良反应的因果关系尚不明确，不良反应多为轻至中度，且为一过性，多在 2 周内消失，与剂量无关。表现为嗜睡、头晕、疲乏、恶心和（或）呕吐、共济失调、头痛、复视、震颤等。

奥卡西平：为卡马西平的衍生物，与其活性代谢产物单羟基衍生物 10，11-二氢-羟基卡马西平（MHD）均为中性亲脂类化合物，在水中溶解慢，体内扩散快，可以通过血-脑屏障。奥卡西平阻滞电压敏感性钠通道，在治疗浓度时阻滞神经元持续性钠依赖性动作电位的高频电位发放，防止癫痫灶的扩散。口服吸收完全，肝迅速代谢为 MHD，MHD 的半衰期为 8~24 h。主要以代谢物形式由肾排出。加用奥卡西平治疗难治性癫痫，效果良好。单药治疗时约 80% 的患者发作减少 50%，合用时有 52% 的患者发作消失。同时对部分性发作、全身强直-阵挛发作疗效与卡马西平相似，应用时应逐渐加量，以避免剂量相关性不良反应。成人从 150 mg 每日 2 次开始，每 2 天增加 150 mg，1 周加至维持量 900 mg/d，900~1200 mg/d 在临床上有效。主要不良反应有变态反应、头晕、视力障碍、腹泻、脱皮、白细胞减少、肝功能异常等，但对卡马西平过敏者应用奥卡西平,不良反应消失。仅有个案报道发生 Stevens-Johnson 综合征。

托吡酯:其结构与现在的抗癫痫药完全不同,是一种在 1982 年由 Johnson 实验室首先合成的一种可以替代的单糖类抗癫痫药。主要通过阻滞电压激活钠通道,在某种 GABA 受体上增强 GABA 的活性,或者阻滞红藻氨酸 AMPA 型谷氨酸受体起作用,其碳酸酐酶的弱抑制作用与某些不良反应有关。托吡酯口服吸收快而完全,1~4 h 达到高峰浓度,100 mg 口服生物利用度 81%~95%,不受进食影响。多剂服用后血药浓度呈线性动力学,血浆浓度随剂量增加而成比例地增加。血浆蛋白结合率为 15%,无肝酶诱导作用,亦无自身诱导。60%~80%以原型形式经肾排泄,清除半衰期为 20~30 h,可以日服 1~2 次。托吡酯对其他抗癫痫药无影响,PHT、PB、CBZ 均有酶诱导作用,可使托吡酯血药水平明显下降,清除率较单药治疗增加 2~3 倍。VPA 增加托吡酯清除不到 13%,无临床意义。主要用于顽固性部分性发作的添加治疗,部分性发作继发全面强直-阵挛发作的治疗,也可单药治疗。一般用量为 200~600 mg/d,首次剂量为 50 mg/d,以后每周增加 50 mg/d,直到 200 mg/d。如果仍未控制发作,则每周增加剂量 100 mg/d,直到临床有效或达到最大耐受量,但超过 600 mg/d,疗效并不增加,不良反应却明显增加。达到最大耐受量仍然无效或产生不能耐受的不良反应则停药,但仍需以 100~200 mg/d 的速度递减。主要毒副作用为眩晕、感觉异常、失语等中枢神经反应,久用后可自行消失。有发生肾结石的报道,发生率为 1.5%。因不良反应停药率为 19.6%,毒副作用单药治疗低于多药治疗。

非尔氨酯:1993 年被批准用于添加治疗或单药治疗部分性发作或部分性发作继发全面性发作的成人,或 Lennox-Gastaut 有失张力发作的儿童。在动物实验中,它有效地控制多种类型的发作。其有效剂量明显低于中毒剂量。作用机制目前不太清楚,可能与以下因素有关。①与 PHT 和 CBZ 一样,减少钠内流;②增强 GABA 的抑制作用,阻断 N-甲基-D-天冬氨酸受体。口服给药吸收良好,半衰期为 20~30 h,可以每日 2 次给药。在治疗约 10 万人后,发现 2 个严重不良反应,36 人(1/3600)发生再生障碍性贫血,10 人死亡,19 人(1/2.4 万)发生严重的肝毒副作用,5 人死亡(1/34 万)。因此,FDA 规定非尔氨酯仅用于其他抗癫痫药物不能控制发作的患者。要权衡利弊,而且定期查血常规和肝功能。PHT、CBZ 能够增加非尔氨酯的清除，需要适当调整用药剂量。

噻加宾：结构上与六氢烟酸有关，可以通过血-脑屏障，与 GABA 载体 GAT-1 有高度亲和力，通过抑制神经元和胶质细胞对 GABA 的再吸收，使之不能进入突触前神经元及星型细胞，但不影响其他中枢神经递质的再吸收。噻加宾可使脑内 GABA 增加，活体微透析表明噻加宾可以增加细胞外 GABA 浓度，且与剂量有关。口服 30~90 min 达到血药浓度，生物利用度 100%，血浆蛋白结合率 96%，通过细胞色素 P450 在肝代谢，儿童清除率快于成人，严重肝病者代谢减慢，老年人与肾功能不全者清除率与正常人无区别。治疗剂量呈线性吸收及清除，无肝酶诱导剂时半衰期 7～9 h，有肝酶诱导剂时为 2～4 h，不诱导或抑制肝代谢酶。开放、长期、多中心研究表明，对部分性发作，应用噻加宾 12 个月不会产生耐药性，可以用作单药治疗，对失神、肌阵挛及其他原发性发作也有效。推荐剂量为 30～50 mg/d，开始用 5 mg，每日 2 次，以后每 1～2 周增加 5 mg，最大可达 70 mg/d。不良反应主要为意外伤害、疲乏、头晕、头痛。注意力不集中、精神错乱、抑郁少见，大多数出现在加量期，对记忆力、认知能力无影响。

唑尼沙胺：主要用于肌阵挛癫痫及其他继发性全身性癫痫，口服很快吸收，2.4～6 h 达到高峰，半衰期平均为 60 h。与其他抗癫痫药物合用时，半衰期缩短。主要经肾排出，有效血浆浓度为 20～40 μg/mL。其不良反应为困倦、共济失调、厌食、胃肠道不适、反应迟钝，个别患者有白细胞减少及肝功能损害。与其他抗癫痫药物 PHT、PB 等合用时，可缩短其半衰期。常用剂量为 6～11 mg/（kg·d）。成人开始 100 mg，每日 2 次，最大剂量为 600～ 800 mg/d。

左乙拉西坦：在美国 1999 年 12 月正式批准使用，真正作用机制不明，但其对超强电休克及戊四氮模型无效提示其机制异于其他抗癫痫药，因此，它对别的抗癫痫药难治的癫痫或许有效。口服吸收快，半衰期 6～8 h，日用多剂后 2 d 即可达到稳态，与血浆蛋白结合率很低（<10%），不被细胞色素 P450 代谢，与其他抗癫痫药相互作用少，主要用于成人部分性癫痫的添加治疗。开始用 500 mg/d，每日 2 次，2 周后根据病情加量，最大量为 3000 mg/d，不能突然停药，不良反应主要是嗜睡、无力、头晕及上呼吸道感染。

（四）外科治疗

由于近代癫痫诊断技术的提高和有效抗癫痫药物的广泛应用，大部分癫痫患者的发作都可以应用合理的药物治疗而得到完全或基本控制，但有些患者经 2 年以上正规的抗癫痫治疗，尽管试用所有主要的抗癫痫药物单独或联合应用，且已达到患者所能耐受的最大剂量，但每月仍有 4 次以上发作称为难治性癫痫。其中包括 20%~30%的复杂部分性发作患者用各种 AEDs 治疗难以控制发作，即所谓"顽固性癫痫"或称"难治性癫痫"。由于脑外科技术的进步，这部分患者中有 25%~50%可通过手术使癫痫症状得到明显改善。

近 20 年来，采用外科手术治疗难治性癫痫已成为癫痫治疗的一种重要手段。癫痫灶手术切除的适应证：①难治性癫痫；②MRI 或 CT 已显示可被切除的异常结构；③已证实发作起源于可见的单一病灶；④智商＞70；⑤年龄＜45 岁；⑥无严重的精神异常和其他手术禁忌。

癫痫病灶的切除手术必须有特定的条件：①癫痫灶定位必须十分明确；②切除病灶应非常局限；③术后不会留下严重的功能障碍。因为手术治疗毕竟有一定的风险，因此除了明确的病灶切除外，只有药物治疗确实无效的难治性癫痫患者才考虑手术治疗。

常用手术方法包括：①前颞叶切除术，是难治性复杂部分性发作最常用的经典手术。②颞叶以外脑皮质切除术，是治疗部分性发作的基本方法。③癫痫病灶切除术。④大脑半球切除术。⑤胼胝体部分切除术。⑥多处软脑膜下横切术，适用于部分性发作致癫痫灶位于脑重要功能区，如中央前回、中央后回、优势半球，Broca 区、Wernicke 区、角回和缘上回等不能行皮质切除术。⑦迷走神经电刺激术，主要针对不适宜作切除手术的顽固性癫痫，有复杂部分和（或）继发性全身发作者。⑧立体定向放射外科治疗，优点是不需要开颅，对脑组织损伤小，操作简单，但对于定位的精确度要求较高。目前临床使用 γ-刀或 X-刀较为普遍，但临床疗效不肯定。基本用于开颅术不易切除的脑深部小病灶，而极少用于癫痫。⑨深部脑刺激，包括丘脑前核、丘脑中央中核、尾状核、丘脑后部和海马已经被尝试减少痫性发作的频率。仅仅有一个随机对照研究还没有肯定它的效果。评估丘脑前核和丘脑底核深部脑刺激的多中心对照研究正在进行中。

目前，国际癫痫外科手术疗效判断分为 5 级：Ⅰ级不服抗癫痫药，无发作；Ⅱ级服抗癫痫药，无发作；Ⅲ级发作频率减少 50%以上；Ⅳ级发作频率减少 10%～50%；Ⅴ级同术前。

五、病程观察及处理

（一）病情观察要点

密切观察病情变化，及时发现发作先兆，尽早采取防范措施。发作时要密切观察发作情况并做记录，包括生命体征、意识状态、瞳孔反应、神经系统反射；癫痫发作的形态、类型、抽搐部位、程度，有无大小便失禁等；发作起止时间，清醒时间；发作时有无受伤及发作后患者的感觉等。准确地记录癫痫患者的病情，对于癫痫诊断及治疗来说是至关重要的。

（二）疗效判断与处理

抗癫痫药物疗效的判断很重要，如果判断不客观可能影响药物的正确使用，因为一些药物要从小剂量开始用，以避免明显的不良反应，让患者有很好的耐受性。因此第一要达到稳态血药浓度才可判断药物的疗效；第二要维持有效剂量足够的时间才能判断疗效。一般来讲要维持这种药物代谢的 5 个半衰期以上，通常 1～2 周才能初步判断药物是否有效，否则可能造成错误的判断。临床上还可以采用血药浓度检查来进行判断，如果给予足够剂量，经过足够疗程效果不好，可给予血药浓度测定，如果血药浓度达到有效血药浓度时，应考虑换药。另外，还可以根据脑电图来判断，如果脑电图有所改善，临床状况也常常有改善。

六、预后评估

癫痫是可治性疾病，大多数患者预后较好。但不同类型癫痫预后差异很大，可自发缓解、治疗后痊愈、长期服药控制或发展为难治性癫痫。特发性癫痫自行缓解率较高；绝大多数症状性或隐源性癫痫患者需药物或其他方式治疗，部分患者需终生服药。判断与癫痫预后相关的因素，其大小顺序依次为：①癫痫类型；②有无合并神经精神障碍；③发病年龄；④初期治疗效果；⑤有无器质性病变；⑥发病至开始治疗的时间。典型失神发作在各型癫痫中预后最好，儿童期失神癫痫药物治疗 2 年可中止发作，青年期失神癫痫易发展为全面性发作。需要更长时间治疗；外伤性癫痫预后相对较好，器质性脑损伤或有神经系统体征的大发作预后差，病程较长、发作频繁、伴精神症状者预后差，肌阵挛性癫痫伴脑部病变者常难以控制。近年来长期追踪结果显示 67%~75%的患者可完全控制发作，其中约半数患者治疗一段时间后可停药。研究发现，早期、合理的治疗有助于改善预后和预防发生难治性癫痫。

七、预防

癫痫发作及癫痫综合征的病因及发病机制复杂，目前约 70%的癫痫患者病因不明；此外，对脑肿瘤、动静脉畸形等特殊病因预防很困难。但从病因角度，对产期护理不当、颅内感染、新生儿和婴幼儿传染病、婴儿脱水、高热和头外伤等导致的癫痫，可采取相应预防措施。对癫痫患者及时合理的治疗可防止难治性癫痫及出现一系列躯体和社会心理障碍，对患者同样具有重要的意义。对有明显诱因者，通过仔细寻找和避免诱因可预防癫痫发作。

（1）非特异性诱发因素，如睡眠剥夺、疲劳、饥饿、脱水或过度饮水、饮酒、感冒、发热、精神刺激及各种代谢紊乱等，一般通过降低癫痫阈值起作用，可诱发癫痫患者的癫痫发作或导致状态相关性癫痫发作；如作用超过一定限度也可导致正常人癫痫发作。特定患者可能对某一因素较敏感，在生活中应注意避免。医生应指导患者建立良好的生活习惯，避免过度疲劳或睡眠不足，避免烟酒、毒品等。

（2）反射性癫痫患者只对某一特殊活动的诱发方式起反应，应查找特殊诱发因素，如电视性（光敏性）癫痫、乐源性（听觉反射性）癫痫、触觉性癫痫（如掏外耳道、挤压睾丸）、进餐性癫痫和精神反射性癫痫（如计算性、弈棋性、纸牌性癫痫等），如仔细询问病史不难发现。

八、出院随访

（1）对于癫痫患者及其家人来说，应详细记录发作情况，发作频率、发作时间、有无诱因、发作时的临床表现、持续时间、伴发症状、发作后有无肢体瘫痪、舌咬伤、小便失禁等，最好有专门的记录本予以详细记录，就诊时向医生做详细描述。

（2）用药过程中，应注意药物不良反应，包括恶心、呕吐、食欲缺乏、消化不良、腹泻或便秘、毛发脱落、震颤、皮疹、体重增加或降低、有无头痛、头晕、视物模糊及复视、共济失调等，也应详细记录，以便医生及时了解药物疗效及不良反应情况，予以调整药物剂量或停药，特别需要指出的是，有些药物如卡马西平，开始服用时大约有 5%发生皮疹，主要是剂量太大。多发生在用药早期，大多皮疹为斑丘疹、麻疹样、荨麻疹样或疱状疹，严重者可出现剥脱性皮炎或 Stevens-Johnson 综合征，应予以重视，如有出现及时停药。

（3）对于准备怀孕的妇女来说，有些药物存在致畸性。例如，有研究报道，服丙戊酸钠有动物致畸及癫痫妇女的子女发生异常的报道，特别是脊柱裂的发生一般与服用丙戊酸钠有关。因此，有生育意向的癫痫患者，特别是癫痫妇女，在怀孕之前应咨询医生。

第三节　蛛网膜下腔出血

一、概述

蛛网膜下腔出血（SAH）是指各种原因引起的脑血管突然破裂，血液流至蛛网膜下隙的统称，可分为自发性（约占脑血管意外的 15%，多见于 30~70 岁）和外伤性蛛网膜下腔出血。

二、病因与发病机制

凡能引起脑出血的病因也能引起本病，但以颅内动脉瘤、动静脉畸形、高血压动脉硬化症、脑底异常血管网和血液病等常见。血管畸形破裂多见于青少年，囊状动脉瘤破裂多见于中年，动脉粥样硬化出血多见于老年。多在情绪激动或过度用力时发病。动脉瘤好发于脑底动脉环的大动脉分支处，以该环的前半部较多见。动静脉畸形多位于大脑半球大脑中动脉分布区。当血管破裂血流入脑蛛网膜下隙后，颅腔内容物增加，压力增高，并继发脑血管痉挛。后者系因出血后血凝块和围绕血管壁的纤维索的牵引（机械因素），血管壁平滑肌细胞间形成的神经肌肉接头产生广泛缺血性损害和水肿。另外，大量积血或凝血块沉积于颅底，部分凝集的红细胞还可堵塞蛛网膜绒毛间的小沟，使脑脊液的回吸收被阻，因而可发生急性交通性脑积水，使颅内压急骤升高，进一步减少了脑血流量，加重了脑水肿，甚至导致脑疝形成。以上均可使患者病情稳定好转后，再次出现意识障碍或出现局限性神经症状。

三、病理

血液进入蛛网膜下隙后，血性脑脊液可激惹血管、脑膜和神经根等脑组织，引起无菌性脑膜炎反应。

脑表面常有薄层凝块掩盖，有时可找到破裂的动脉瘤或血管。随着时间推移，大量红细胞开始溶解，释放出含铁血黄素，使软脑膜呈现不同程度的粘连。如脑沟中的红细胞溶解，蛛网膜绒毛细胞间小沟再开道，则脑脊液的回吸收可以恢复。

四、临床表现

（1）好发于青壮年，起病前常有头晕、头痛、眩晕或眼肌麻痹等。

（2）起病急骤，发病前无先兆，常在情绪激动、用力排便.剧烈运动时发病。

（3）剧烈头痛、面色苍白、恶心、呕吐、全身出冷汗。一般意识清醒，严重者可有不同程度的意识障碍。部分患者可有全身性或局限性癫痫发作。

（4）精神症状表现为定向障碍、近事遗忘、虚构、幻觉、谵妄、木僵、性格改变，有的患者表情淡漠或欣快、嗜睡、畏光。

（5）特征性表现为颈项强直、Kernig 征、Brudzinski 征阳性。深昏迷脑膜刺激征不明显。常伴有一侧动眼神经麻痹、视野缺损，眼底可见视网膜前即玻璃体膜下片状出血。

（6）部分患者可有单瘫、偏瘫或截瘫。

（7）病后可患正常颅内压脑积水，主要表现为痴呆、遗忘、步态不稳、行走困难及尿失禁。

五、辅助检查

1.腰椎穿刺

脑脊液压力增高，呈均匀血性，蛋白增高。注意：①发病后即做腰椎穿刺，血液尚未到达腰池，脑脊液仍清亮；②脑脊液红细胞在 7～14 d 消失；③因胆红素存在，脑脊液可黄变，在 2～6 周后消失；④因出血刺激，反应性白细胞增高可持续 1～2 周。

2.外周血检查

发病初期部分患者周围血中白细胞可增高，且多伴有核左移。

3. CT 检查

4 d 内头颅 CT 扫描，阳性率为 75%～85%，表现为颅底各池、大脑纵裂及脑沟密度增高，积血较厚处提示可能系破裂动脉所在处或其附近部位。

4.脑血管造影准备手术治疗

早期行造影，可判明动脉瘤或血管畸形部位、大小，有时可发现脑内血肿及动脉痉挛。

5.心电图

可有心律失常，并以心动过速、传导阻滞较多见。

六、诊断与鉴别诊断

（一）诊断

本病诊断较易，如突发剧烈头痛及呕吐，面色苍白、冷汗，脑膜刺激征阳性以及血性脑脊液，头颅 CT 见颅底各池、大脑纵裂及脑沟中积血等。

少数患者，特别是老年人头痛等临床症状不明显，应避免漏诊，及时腰椎穿刺或头颅 CT 检查可明确诊断。诊断依据如下。

（1）在活动或激动时突然发病。

（2）迅速出现剧烈头痛、呕吐或伴有短暂性意识障碍。

（3）脑膜刺激征明显。但肢体瘫痪等局灶性神经体征缺如或较轻，少数可有精神症状。

（二）鉴别诊断

通过病史、神经系统检查、脑血管造影及头颅 CT 检查，可协助病因诊断与鉴别诊断。除与其他脑血管病鉴别外，还应与下列疾病鉴别。

1.脑膜炎

有全身中毒症状，发病有一定过程，脑脊液呈炎性改变。

2.静脉窦血栓形成

多在产后发病或病前有感染史，面部及头皮可见静脉扩张，脑膜刺激征阴性，脑脊液一般无血性改变。

七、治疗

蛛网膜下腔出血病死率高，再次出血多在发病后 2～3 周，病死率更高。严重动脉痉挛威胁生命，治疗上应予注意。

治疗原则：防止再次出血，减轻动脉痉挛，治疗并发症。

（1）安静环境，绝对卧床休息 4～6 周。避免用力咳嗽、喷嚏及不必要的激动。头痛剧烈可用镇静药及镇痛药。

（2）止血药物 6-氨基己酸 24～36 g 加入 5%葡萄糖溶液静脉滴注，情况平稳后改用口服。

（3）降低颅内压。颅内压增高有强烈头痛，经药物治疗效果不明显，可考虑行腰椎穿刺，缓慢放脑脊液。急剧颅内压增高甚至可用脑室引流以降低颅内压，挽救生命。

（4）维持在平时的血压水平。有心脏损害者.应采取相应的治疗措施。

（5）注意营养和水、电解质平衡。

（6）解除动脉痉挛。

①尼莫地平（尼莫通）50 mL，静脉滴注，每日 1 次。

②尼莫地平注射液（尼立苏）8～24 g，静脉滴注，每日 1 次。

（7）.脑内血肿经影像学明确确定后，可急症手术以清除血肿。选择性手术造影证实有动脉瘤或血管畸形，行结扎手术；或行动脉瘤蒂钳夹术或切除畸形。此外，可考虑颈总动脉结扎术，动脉瘤壁用氰基丙烯酸甲酯等加固术。

八、预后

脑蛛网膜下腔出血后的病程及预后取决于其病因、病情、血压情况、年龄及神经系统体征。动脉瘤破裂引起的蛛网膜下腔出血预后较差，脑血管畸形所致的蛛网膜下腔出血常较易恢复。原因不明者预后较好，复发机会较少。

年老体弱者，意识障碍进行性加重，血压增高和颅内压明显增高或偏瘫、失语、抽搐者预后均较差。

第四章　循环系统疾病

心功能不全（cardiac insufficiency）是指在有适量静脉回流的情况下，心脏排出的血液不足以维持组织代谢需要的一种病理状态。临床上依心排血量不足，组织血流量减少，和（或）体循环静脉淤血为特征，又称充血性心力衰竭（congestive heart failure）。是一种临床综合征，各种心血管疾病由于心脏长时间负荷过重、心肌病损及收缩力减弱，都可导致心功能不全。临床表现不一。按发生过程可分为急性和慢性两种。按症状和体征可分为左心、右心或全心力衰竭。心脏排血功能不全引起的心力衰竭也称泵衰竭，但泵衰竭一词通常主要用于急性心肌病变，特别是急性心肌梗死引起的急性心功能不全。

第一节　慢性心功能不全

【病理生理】　心功能不全的主要问题是心排血量不足。对于心脏排血量来说，心肌收缩力是其决定因素，但心脏的前负荷、后负荷和心率对排血量也起着重要的作用。

心肌收缩力的改变　心肌收缩力取决于心肌收缩的基本单位——肌节的长度（最佳长度为 $2.0\sim2.2\ \mu m$）及兴奋收缩偶联过程中化学能转变为机械能的速率，后者受 Ca^{2+} 的调节。在心脏扩大，心肌纤维伸长，肌节过长（$>2.2\ \mu m$）及心肌有病变、缺血和（或）肥厚时，肌浆网对 Ca^{2+} 的摄取和释放减少，均可使心肌收缩力减低而致心排血量减少。

心脏前负荷的改变　在舒张末期，心室所承受的容量负荷称为前负荷。临床上左心室的前负荷常用左心室舒张末期压（亦称充盈压）表示，右心室的前负荷常用右心室的舒张末期压或右心房压表示。根据 Frank-Starling 定律，心肌收缩力随心肌纤维长度改变而改变。在心室舒张末期压正常或偏低时，增加心室舒张末期容量，提高心室舒张末期压力，可伴有心肌收缩力的增加而增加心排血量。但当心力衰竭时，在同一心室舒张末期压的心排血量要比正常时显著减低，随心室舒张末期容量和压力的增加所得心排血量的提高较少，而当压力超过一定限度（＞15～18 mmHg）时，心排血量不再增高，甚至反而降低。

心脏后负荷的改变　在开始收缩时，心室所需克服的排血阻抗即为心室的后负荷，也称压力负荷。对左心室来说，在无主动脉瓣狭窄或主动脉狭窄时，其后负荷取决于主动脉顺应性、周围血管阻力、血液黏度和动脉内容量等，其中以周围血管阻力为最重要，临床上以此作为左心室后负荷的指标。当左心室后负荷增加时，心排血量减少；后负荷降低时，则心排血量增加。

心率的改变　由于心排血量=心搏量×心率，所以在一定范围内，在心搏量不变的情况下，心率的增快可使心排血量增加。但若心率增加超过一定限度时，则由于心室舒张期缩短，充盈不足，心排血量反而减少。对于心脏病患者来说，心率每分钟超过 120～140 次，就可使心排血量降低。心动过缓时，虽然心搏量因舒张期充盈较多而较大，但心排血量可减少。

【病因】

（一）基本病因

心功能不全大多有器质性心血管疾病的基础，从病理生理角度可分为三大类。

（1）心肌收缩力减低（心肌衰竭）：包括原发性和继发性心肌收缩力减弱。前者主要见于冠心病、扩张型心肌病和心肌炎；后者包括继发于长期机械负荷过重、全身性疾病（如甲状腺功能减退症）或医源性心肌损害（如阿奇霉素、双异丙吡胺及纵隔放射治疗）所致的心肌衰竭。

（2）机械性负荷过重：包括心室后负荷（压力负荷）过重和前负荷（容量负荷）过重。前者常见于高血压、主动脉口狭窄、肺动脉高压或肺动脉口狭窄等左心室或右心室收缩期射血阻抗增高的情况。后者可见于瓣膜反流性疾病［如二尖瓣和（或）肺动脉瓣关闭不全致右心室前负荷过重］、心内外分流性疾病（如房间隔缺损可导致右侧心力衰竭，室间隔缺损和动脉导管未闭可导致左侧心力衰竭）和全身血容量增多的情况（如甲状腺功能亢进、贫血、动静脉瘘、脚气病等）。

（3）心室充盈受限：包括心室舒张期顺应性降低（如冠心病心肌缺血、高血压心室肥厚、肥厚型心肌病）、限制型心肌病（心内膜炎或心肌病变）和心包疾病（缩窄或心脏压塞）。二尖瓣狭窄和三尖瓣狭窄也使心室充盈受限。但导致心房衰竭。

（二）诱发因素

心功能不全常由一些因素所诱发，称为诱因。常见的诱因如下。

（1）感染：特别是呼吸道感染。

（2）心律失常：特别是心房颤动；有时显著心动过缓，如完全性房室传导阻滞。

（3）心脏负担过重：如体力劳动、情绪激动、钠盐摄入过多及输液过多或过速等。

（4）妊娠和分娩。

（5）合并甲状腺功能亢进症、贫血、肺栓塞、感染性心内膜炎及水、电解质和酸碱平衡失调。

（6）药物：如洋地黄用量不足或中毒，某些抑制心肌收缩力的药物的应用，如利血平、胍乙啶、普萘洛尔、奎尼丁、双异丙吡胺等。

【发病机制】　　心脏有丰富的储备力，能充分适应机体需要的变化。当心脏病变致心排血量降低时，机体可通过心血管和神经体液的调节，动员储备力量使心排血量恢复正常，以能维持机体所需，此即为心功能的代偿期。但若心排血量下降超过代偿的限度时，则为心功能的失代偿期。如在急性情况下，一些代偿调节机制未能及时有效地发挥，可出现急性心功能不全。在慢性过程中，则视代偿调节机制的完善与否，可不出现或出现不同程度的慢性心功能不全。代偿调节机制主要包括以下3方面。

交感神经兴奋 在心排血量降低的同时，心房压力增高和动脉压降低，通过感受器反射性地使交感神经兴奋和迷走神经抑制，从而可使心肌收缩力增强和心率加快，心排血量增加。同时使周围小血管收缩，有助于维持动脉压和血液重新分布，以保证重要脏器的供血。但交感神经兴奋也有其不利的一面：心动过速可增加心肌耗氧量而加重心肌缺血，过度的周围小动脉收缩可增加心脏后负荷而影响心排血量。

水钠潴留 心排血量减少时，通过肾素-血管紧张素-醛固酮系统的活动增加和肾小管率过滤的降低，致水钠潴留，血容量增多，回心血量及心室充盈增加。根据 Frank--Starling 定律，在一定范围内，心室肌纤维的牵张可增加心室收缩力和心搏量，从而可发挥代偿作用。但当心脏扩大超过一定限度时，尤其是在心力衰竭时心室功能下降，回心血量的增加不再使心搏量增加，反使其降低，并使静脉压增高。

心肌肥厚 为一种缓慢发生的代偿调节机制，主要在长期压力负荷过重的情况下，收缩蛋白合成加速，使心肌总量增加，收缩力加强。但在肥厚的过程中也有不利的因素：肥厚心肌的需氧量增多，而冠状动脉供血不足可造成心肌缺血。当肥厚心肌的每个收缩单位的收缩力降低不能被心肌总量增多所致的收缩力增强所弥补，可导致整个心脏收缩力的下降。

近研究揭示，在心力衰竭时，心房由于内压的增高而被牵张，释放出心钠素（又称心房肽，atrial natriuretic peptide）。后者具有对抗血管紧张素Ⅱ的作用，而能排钠利尿和扩张血管，起一定的代偿作用，研究还表明心钠素的水平与心力衰竭的程度密切相关，但当心力衰竭严重时，心钠素的增加不能克服血管紧张素Ⅱ所致的血管收缩和水钠潴留作用，而呈现出明显的充血性心力衰竭。

【临床表现】 心功能不全的早期表现主要系由于交感神经兴奋发挥代偿过程中所产生的症状，如心动过速、面色苍白和出汗等。心排血量减少致周围灌注不足，可引起倦怠、乏力和活动耐力减退等症状。在明显的心功能不全时，常发生循环淤血。临床上根据病变的心腔和淤血的部位，可分为左心、右心和全心功能不全。其中以左心功能不全开始较多见，以后继发肺动脉高压，导致右心功能不全。单独的右心功能不全较少，见于肺或肺动脉疾病及肺动脉瓣狭窄。

（一）左心功能不全的表现

1.症状

（1）呼吸困难：是左心功能不全时较早和最常见的症状，为肺淤血和肺顺应性降低而致肺活量减少的结果。呼吸困难最初仅发生在重体力劳动时，休息后可自行缓解，称为"劳力性呼吸困难"，系体力劳动使静脉回流增加，肺淤血加重的结果。随着病情的进展，呼吸困难可出现在较轻的体力活动中，劳动力逐渐下降。有的则表现为阵发性夜间呼吸困难，通常入睡并不困难，但在夜间熟睡后，突然胸闷、气急而被迫坐起，轻者坐起后数分钟可缓解，但有的伴阵咳、咳泡沫痰，若伴有哮喘，可称为心源性哮喘。重者可发展成肺气肿。夜间阵发性呼吸困难的发病机制，可能与平卧时静脉回流增加，膈肌上升，肺活量减少和夜间迷走神经张力增高有关。左心功能不全严重时，患者即使平卧休息也感呼吸困难，被迫取半卧位或坐位，称为端坐呼吸。由于坐位时重力的作用，使部分血液转移到身体下垂部位，可减轻肺淤血，且膈肌下降又可增加肺活量。在左心功能不全的晚期，由于心排血量明显降低，脑组织缺血缺氧，呼吸中枢受抑制而呈现陈-施呼吸。

（2）咳嗽、咳痰和咯血：系肺泡和支气管黏膜淤血所致。痰常为浆液性，呈白色泡沫样，有时带血而呈粉红色泡沫痰。

（3）其他症状：如低排血量所致的倦怠、乏力等。严重时，由于脑缺氧可出现嗜睡、烦躁甚至精神错乱等精神神经症状。

2.体征

除原有的心脏体征外，常示心率增快，心尖区可闻及舒张期奔马律。左心室扩张时，可发生相对性二尖瓣关闭不全而出现心尖区收缩期吹风样杂音。两肺底部常可闻及湿啰音。当有继发性支气管痉挛时，尚可伴有哮鸣音或啰音。少数可产生胸腔积液，以右侧多见，部分病例可出现交替脉。严重者有发绀（中枢性）。

（二）右心功能不全的表现

1.症状

主要为多脏器慢性持续性充血而发生的功能改变。如食欲缺乏、恶心、呕吐、尿少、夜尿，肝区胀痛甚至或出现黄疸。

2.体征

主要为体循环静脉压增高的表现。

（1）颈静脉充盈或怒张：即在半卧位或坐位时在锁骨上方可见到充盈的颈外静脉，干颈反流征阳性，即压迫增大的肝时，可见颈静脉充盈加剧，是右心功能不全的早期表现，严重者由于静脉压显著升高，患者的手臂或其他浅静脉也可见充盈、怒张。

（2）肝大和压痛：发生于皮下水肿之前。进展快速的右侧心力衰竭，尚可出现黄疸伴转氨酶增高。长期右侧心力衰竭，可导致心源性肝硬化，此时肝质地变硬，压痛和干颈反流反而不明显，常伴黄疸、腹水及慢性肝功能损害。

（3）水肿：为下垂凹陷性，发生在身体的下垂部位，起床活动者以脚、踝内侧和胫前部较明显，仰卧者则表现为骶部水肿。严重者可发展为全身水肿。

（4）胸腔积液和腹水：以右侧胸腔积液多见，也可为双侧胸腔积液。腹水大多发生于晚期。

（5）发绀：见于长期右侧心力衰竭者，为静脉压增高，静脉血氧降低所致，属于周围性发绀。

（6）心脏病恶病质：晚期病例可发生营养不良，消瘦，表现出恶病质。

右心功能不全时，心脏本身的体征除原有心脏病体征外，可有心率加快，在胸骨左侧第3~4肋间可闻及舒张期奔马律。右心室显著扩大者可导致三尖瓣相对关闭不全，在三尖瓣区可闻及收缩期吹风样杂音伴吸气时增强。

三、全心功能不全的表现

此时左、右心功能不全的临床表现同时存在。但因有右心功能不全，右心排血量减少，左心功能不全所致的肺淤血的临床表现反可有所减轻或不明显。

【实验室和其他检查】 心功能不全的诊断主要依靠临床症状和体征。有些实验室检查对诊断有帮助。如左心功能不全时，在心电图上 V_1 的 P 波终末负电势增大（<-0.03 mm/sec）。在胸部 X 线片上可呈现上叶肺静脉扩张；如有肺间质水肿则在两肺下野则可形成水平位的 KerleyB 线；当发生肺泡性水肿时，肺门阴影呈蝴蝶状；还常有胸腔积液。在右心功能不全时，周围静脉压增高。

近年来，无创伤心功能测定和创伤性血流动力学测定对心功能不全的诊断、预后和评价治疗措施有重要的意义。

心室时相测定 利用多导生理记录仪在体表同步记录心电图、心音图、颈动脉波及心尖波动图。测定收缩时间间期：左心室射血前期（PEP）和左心室射血时间（LVET）可反映左心室的收缩功能。在心肌收缩功能障碍时，PEP 延长而 LVET 缩短，使 PEP/LVET 增大（正常约为 0.35±0.04）。测定左心室等容舒张期（IRP）、左心室快速充盈期（RFP）和缓慢充盈期（SFP）可反映左心室的舒张功能。当心肌顺应性减退、舒张功能障碍时，IRP 延长，RFP 缩短而 SFP 延长。

超声心动图 可用 M 型二位或多普勒超声技术测定左心室的收缩功能和舒张功能，M 型超声心动图较简便，在腱索水平测定左心室舒张末期和收缩末期内经（Dd 和 Ds），可演算左心室短轴缩短率、平均周径缩短率。并可应用立方公式或 Teichholz 等公式演算左心室容量及心搏量（SV）和射血分数（EF），但当左心室形态有显著的改变或存在室壁运动不协调时，上述 M 型超声心动图的参考价值有限，易用二维（其中以 Simpson 法最准确）或多普勒测定 SV 和 EF。对于左心室舒张功能，可用二尖瓣前叶舒张中期关闭速度（EF 斜率）和左心室后壁运动分析法，也可用二尖瓣口流速曲线测定（舒张晚期与早期流速峰值之比，即 A/E）等法。舒张功能减退时，EF 斜率降低，RFP 缩短和 SFP 延长，A/E 增大。

放射核素心血管造影 用放射性核素（^{99m}TC）进行心血管造影，采用平衡法或 1 次通过法，可迅速测定左心室射血分数（正常为 0.6±0.09），并可反映室壁节段运动。

创伤性血流动力学测定 大多采用 Swan-Ganz 漂浮导管和温度稀释法进

行心脏血管内压力和心排血功能的测定。

【诊断和鉴别诊断】

（一）心功能不全的诊断

根据临床表现的特点，一般不难做出诊断。对于心功能不全的患者，临床诊断应包括心脏病的病因诊断（基本病因和诱因），解剖诊断、心律及心功能状态的诊断和心排血功能的测定。

一级：体力活动不受限制，日常活动不引起心功能不全的表现。

二级：体力活动轻度受限制，一般活动可引起乏力、心悸和呼吸困难等症状。

三级：体力活动明显受限制，轻度活动可引起上述症状。

四级：体力活动重度受限制，患者不能从事任何体力活动，即使在休息时亦有上述症状。

（二）鉴别诊断

（1）左心功能不全主要应与肺部疾病所引起的呼吸困难和非心源性肺水肿相鉴别。肺部疾病如肺炎、支气管炎等所引起的呼吸困难受体位改变的影响不大，而左心功能不全者坐位时可减轻呼吸困难。心脏性哮喘与支气管哮喘发作之鉴别有时较困难，需结合过去病史。但若患者咳粉红色泡沫样痰，心脏性哮喘的诊断不难确诊。

（2）右心功能不全主要应与心包积液、缩窄性心包炎、肾炎、肝硬化等引起的水肿和腹水相鉴别。

【治疗】心功能不全的治疗，包括针对病因的治疗和针对病生理变化的治疗两大方案。

对每一例心功能不全的患者，都应仔细分析和寻找心功能不全的病因，针对病因治疗。如高血压、甲状腺功能亢进症、能手术治疗的心瓣膜病或先天性心血管畸形、室壁瘤等。此外应积极防治心力衰竭的诱发因素，如控制感染和心律失常、纠正贫血、电解质紊乱和酸碱平衡失调等。

针对病生理异常的治疗主要包括减轻心脏负荷和增强心肌收缩力。

（一）减轻心脏负荷

1.休息

休息是减轻心脏负荷的重要措施之一，包括限制体力活动和心理活动，需要时可给予适量的镇静催眠药物，因为即使轻度的活动也可引起心动加速、氧的需求增加和钠潴留。休息不仅可以减轻心脏工作，而且卧位时由于刺激醛固醇生成作用的减弱而有排钠利尿作用。休息的时限取决于心力衰竭的程度、导致心力衰竭的基础心脏疾病及患者的年龄。有明显的左侧心力衰竭者至少休息 2～3 周才允许恢复活动。弥漫性心肌炎、围生期心肌病常需较长时间的休息。老年人长期卧床易导致血栓形成、直立性低血压及虚弱等，在心功能改善后，应鼓励患者尽早活动。

2.控制钠盐摄入

心力衰竭患者钠的排泄减少，任何形式的钠盐摄入均可加重心力衰竭的症状。应适当限制钠盐，切记盐腌食品，避免食用含钠量高的食品或药物。目前由于强力的排钠利尿药的应用，钠盐的强制可不必过严，以免影响食欲，也可减少低钠综合征的发生。但对于难治性心力衰竭，尤其是伴有稀释性低血钠时，应严格控制钠和水的摄入。钠盐应限制在每日 1 g 以内。

3.利尿药的应用

利尿药可使过多的体液排除，既可以减轻周围组织和内脏的水肿，又可以减轻过多的血容量。减轻心脏的前负荷，改善心功能，增加心排血量。

目前临床上常用的利尿药如下。

（1）噻嗪类：作用于远曲肾小管近端，通过阻碍钠、氯化物和钾的重吸收而引起利尿作用。一般服药后 1～2 h 开始利尿，4 h 左右达高峰，持续约 12 h。主要的不良反应是低钾，低氯血症碱中毒，并可导致血糖、尿酸增高，对糖尿病和痛风患者忌用。使用时宜间断给药，或同时补充氯化钾或与潴钾类利尿药合用。噻嗪类制剂很多，常用的有双氢氯噻嗪 25 mg，每日 1～2 次，环戊甲噻嗪 0.25～0.5 mg，每日 2～3 次，口服。非噻嗪类但作用相似的长效利尿药氯噻酮 0.1 g，每日 1 次也常用。

（2）襻利尿药：主要作用于亨利襻的上升支，对近端肾小管也有作用。抑制钠、氯化物和钾的重吸收。利尿作用较噻嗪类强而速，静脉注射后 5~10 min 即可起利尿作用，口服后也可在 30 min 左右开始利尿。最适用于急性心力衰竭和肺水肿患者，也可用于一般利尿药无效的严重慢性心力衰竭患者。大剂量利尿可导致血容量不足，循环衰竭和低钾、低钠及低氯血症碱中毒，需注意调整。久用后可导致血糖增高，利尿酸尚可导致听力减退等不良反应。目前襻利尿药中以呋塞米最常用，可予 20～40 mg，每日 1～2 次口服，也可予静脉或肌内注射 20～40 mg，每日 1～2 次。利尿酸由于其利尿作用并不比呋塞米强而不良反应多，已渐趋少用。口服剂量是 25～50 mg，每日 1～2 次，也可给予依他尼酸静脉或肌内注射 25～50 mg，每日 1 次。现在多使用丁苯氧酸，起作用较呋塞米更强。常用剂量为 0.5～2 mg 口服或静脉注射，每日 1～2 次。

（3）潴钾利尿药：作用于远曲肾小管远端，有排钠和氯化物的作用，对钾却有潴留作用。单独使用时作用较弱，并可导致血钾增高，常与排钾利尿药联合使用。肾功能不全者慎用。奏效较慢，尤其是醛固酮拮抗药，需 24～48 小时才起作用。常用的药物有螺内酯 20～40 mg，每日 3～4 次；氨苯蝶啶 50～100 mg，每日 2～3 次；阿米洛利 5～10 mg，每日 2 次口服。

其他利尿药，如汞利尿药和碳酸酐酶抑制药，由于不良反应太大，在临床应用中已被上述药物所代替。

必须指出，利尿药应合理使用，避免滥用，因持续大量利尿尚可导严重的电解质和酸碱平衡失调，在合并应用洋地黄者易诱致中毒；而且过度利尿尚可导致血容量不足、血液浓缩、并发血栓栓塞、低血压、循环衰竭和氮质血症等。因此使用利尿药应遵循下列原则：①间断使用，使机体在利尿后有一个恢复和平衡的过程；②一般以噻嗪类为首选，必要时加用潴钾类利尿药，襻利尿药多用于急性肺水肿或重度充血性心力衰竭；③在利尿期间需记录出入水量、体重变化及随访电解质和肾功能，使用快速强利尿药时，尚需要观察脉搏和血压的变化，以防止快速大量利尿导致血流动力学的紊乱。

（4）血管扩张药的应用：心力衰竭时应用血管扩张药，可通过扩张小动脉，降低体循环阻力和左心室射血时的阻力（降低心脏后负荷），增加心搏量；以及扩张静脉，减少回流和心室舒张末期容量（降低心脏前负荷）和室壁张力，从而可减轻静脉淤血，并改善心功能而不增加甚至减少心肌耗氧量。

血管扩张药的种类很多：有很多直接作用于血管平滑肌的扩张药，如肼屈嗪、硝酸酯类、硝普钠类等；也有α-肾上腺素受体阻滞药，如苄胺唑啉、苯苄胺和哌唑嗪；神经节阻滞药，如咪噻吩；和血管紧张素转化酶抑制药，如巯甲基脯氨酸和苯酯丙脯酸等。钙离子拮抗药（如硝苯吡啶）也可以作为扩张血管药物应用于心功能不全的治疗中。各种血管扩张药的作用部位不同可分为 3 类①主要作用于小动脉；②同时作用于小动脉和小静脉；③主要作用于静脉。在临床应用时，应根据血流动力学的异常选择所需要的扩张药及给药方法：如以肺淤血或肺水肿为主要表现者宜选用扩张静脉为主的药物；如周围阻力增高，心排血量降低为主要表现者宜选择扩张小动脉为主的药物；如兼有肺淤血和低排血量者，则宜选用扩张小动脉和小静脉的药物，或联合应用小动脉扩张药和小静脉扩张药。此外应根据病情的轻重缓急，选用制剂和给药途径。

①主要作用于动脉的药物有：肼屈嗪，口服剂量 25～75 mg，每日 3～4 次，10～20 min 开始发挥作用，持续 6 h；酚苄明（苯苄胺），口服剂量 10～20 mg，每日 2～3 次，持续 4～6 h。酚妥拉明（苄胺唑啉），静脉滴注 0.1 mg/min 开始每 15 分钟加 0.1 mg/min，即刻发挥作用，持续数分钟。

②主要作用于动脉和静脉的药物有：哌唑嗪，口服剂量首剂 0.5 mg，以后 1～5 mg，每 6～8 小时 1 次，1/2～2 h 开始发挥作用，持续 6 h；巯甲丙脯氨酸，口服剂量 12.5～25 mg，每 8 小时 1 次，1/2～1.5 h 开始发挥作用，持续 6 小时；硝普钠，静滴 16 μg/min，每 10～15 分钟加 3～6 μg/min，即可发挥作用，持续数分钟；咪噻吩，静滴 1～1.5 mg/min 开始以后酌情滴定剂量，即可发挥作用，持续数分钟。

③主要作用于静脉的药物有：硝酸甘油 0.3～0.6 mg，舌下含化，数分钟开始发挥作用，持续 20～30 min，油膏外涂 15 mg（4 cm），临睡前，持续 3～5 h，缓释贴片 5～30 mg，每日 1～2 次，持续 8～12 h，静滴 5～

10 μg/min 开始，20～50 μg/min 维持，即可发挥作用，持续数分钟；二硝酸异山梨醇舌下含化 2.5～10 mg，每 4 小时 1 次，2～3 min 发挥作用，持续 1～1.5 h，口服 5～20 mg，每 4～6 小时 1 次，15～30 min 开始发挥作用，持续 4～5 h。

在应用血管扩张药时应掌握好指征，左侧心力衰竭伴左心室充盈压明显增高（＞15~18 mmHg）者和周围阻力增高伴低心排血量者适用于扩血管治疗，尤其是对于高血压性心脏病并发心力衰竭、急性心肌梗死并发室间隔穿孔和二尖瓣或主动脉瓣关闭不全所致的心力衰竭效果较好。但如有血容量不足和严重的低血压者，则扩张血管药列为禁忌，有左心室流入道或流出道梗阻性病变者不宜应用小动脉扩张药。在应用血管扩张药时，需密切观察血压及心率，注意避免血压明显下降，同时观察可能出现的不良反应，尤其是在疗程较长和剂量较大时，如硝普钠可致氰中毒、肼屈嗪可引起狼疮综合征等。

（二）加强心肌收缩力

强心药物的应用，在临床上以洋地黄类药物最为常见，其他还有非洋地黄类强心药，包括拟交感胺类与非拟交感胺类强心药物。

1.洋地黄类药物

洋地黄通过对心肌细胞膜上钠-钾-ATP 酶的抑制作用，使内流的钙离子增多而起正性肌力作用。同时可直接地或通过兴奋迷走神经间接地降低窦房结的自律性或在心房颤动时延缓房室传导而减慢心率。对衰竭心肌耗氧量并不增加，或可降低。

（1）洋地黄类制剂的适应证和禁忌证：洋地黄适用于各种充血性心力衰竭，对伴有快速室率的心房颤动的心力衰竭效果特别显著。在心脏病伴心脏扩大者而面临手术或分娩等应激时也可起预防作用。对室上性快速性心律失常，如室上性心动过速、心房纤颤和心房扑动等也有较好的效果。在有洋地黄过量或中毒时禁用，其他不宜使用洋地黄的情况有①预激综合征伴心房颤动或心房扑动；②二度或高度房室传导阻滞；③肥厚梗阻型心肌病而无心房颤动或明显心力衰竭者；④单纯性重度二尖瓣狭窄伴窦性心律者。

（2）洋地黄类制剂的毒性反应：常见的有胃肠道反应，如食欲减退、恶心、呕吐等，应与心功能不全或其他药物所引起者相鉴别。心脏方面的表现则心律失常是重要的一种表现，是药物中毒引起死亡的主要原因。最常见的有室性期前收缩形成二联律。洋地黄类药物中毒可引起局灶性心肌变性与坏死，使心肌收缩力下降，心功能不全加重。神经系统表现可有头疼、忧郁、无力及黄视或绿视，视物模糊等。

（3）洋地黄类药物制剂的种类和剂量：常用的洋地黄制剂见表4-1。快速作用类适用于急性心力衰竭或慢性心力衰竭加重时；缓慢作用类则适用于慢性心力衰竭的维持治疗。

（4）给药方法：由于洋地黄的强心作用与体内蓄积的剂量呈线性正相关，给药方法可根据心功能不全的轻重缓急而定。常用的两种方法①负荷量加维持量法，即在短期内（如3～5 d），给予负荷量以取得最好的疗效，以后每日用维持量以补充排泄所丢失的药量借以维持疗效。适用于心力衰竭急、重而需尽快控制的患者，但若在近2周内已用过洋地黄，则不能用此法；②单量维持法（不用负荷量），一般选用地高辛，每日0.25～0.5 mg，经6～8 d，蓄积的地高辛浓度可达治疗浓度水平。此法虽奏效较慢，但较安全，发生毒性反应较少，适用于病情不太急，允许逐渐控制的患者。

必须注意，洋地黄的治疗剂量与毒性量相差较少，用量的个体差异又较大，不仅不同的患者可有明显的差别，而且同一患者在不同时期和不同条件下也有差异，因此给药因人因时而异。表4-1中所列举的剂量为平均剂量，不一定适合于每一个患者。老年人，心肌有急性病变或缺血缺氧、肾功能不全、低钾血症、贫血、甲状腺功能减退等情况，对洋地黄较敏感，易致毒性反应，要特别慎重，宜选用快速类制剂，用量需减少。纠正低钾血症、缺氧等因素，可有助于防止洋地黄毒性反应，但在严重心力衰竭及尿量少的患者，应注意防止血钾过高。此外有些合并用药，如奎尼丁、胺碘酮、维拉帕米及其他钙离子拮抗药、甲氰米胍和有些抗生素，可增高地高辛的浓度而易导致洋地黄中毒。需避免合并使用，需要合并用药时，应减少洋地黄的用量，最好能参照洋地黄的血浓度调整剂量。

表 4-1　常用的洋地黄类制剂

类别　品名	给药途径	开始时间	高峰时间	药物作用维持时间	消失时间	半寿期	负荷量（给药时间）	维持量（每日）
速效 毒毛旋花子苷K类 （strophanthin K）	静脉注射	5 min	1/2~1 h	1~2 d	2~3 d	21 h	0.25~0.5 mg	
毛花苷 C （lanatoside C，cedilanid）	静脉注射	5~10 min	1/2~2 h	1~2 d	3~5 d	33 h	1.0~1.6 mg （24 h）	0.2~0.4 mg
地高辛 （digoxin）	静脉注射	5~10 min						
缓效 地高辛类 （digoxin）	口服	1~2 h	4~6 h	1~2 d	5~10 d	36 h	0.75~1.5 mg （1~2 d）	0.125~0.5 mg
洋地黄 （digitalis）	口服	2~4 h	8~12 h	4~7 d	2~3 周	4~6 d	0.8~0.1g （3~5 d）	0.05~1.0 mg
洋地黄毒苷 （digitoxin）	口服	2~4 h	8~12 h	4~7 d	2~3 周	4~6 d	0.8~1.0 mg （3~5 d）	0.05~0.1 mg

（5）洋地黄类制剂毒性反应的治疗

①停用洋地黄类制剂及排钾类利尿药：胃肠道反应于停药 2~3 d 后即可消失，心律失常于停药后需较长时间才能消失。

②快速性心律失常，可选用

氯化钾：对低钾血症或快速心律失常而无传导阻滞者，可给予氯化钾 1~2 g 溶于 5% 葡萄糖注射液 500 mL 内静脉滴注，必要时可重复给予。

苯妥英钠：首次剂量为 100~200 mg 溶于 20 mL 注射用水中，每分钟 50 mg 静脉注入；必要时每隔 10 min 静脉注入 100 mg，但总量不能超过 250~300 mg。

利多卡因：首次剂量为 50~100 mg 溶于 10% 葡萄糖注射液 20 ml 静脉注入，必要时可重复注射，但总量高不超过 250~300 mg。继之以 1~4 mg/min 静脉滴注。适用于室性心律失常。

其他：如普萘洛尔、维拉帕米、普鲁卡因酰胺、奎尼丁、溴苄胺等。由于洋地黄中毒时电击易导致心室颤动，故一般不选用直流电复律。

③缓慢性心律失常，可选用阿托品 0.5~1.0 mg 皮下或静脉注射。异丙基肾上腺素也可用以提高心率和加快传导，但要注意增加室性异位搏动的不良反应。一般无需行临时人工心脏起搏，除非并发心源性晕厥。

④特异性地高辛抗体：用于治疗严重的地高辛中毒，它可使心肌地高辛迅速转移到抗体上，形成失去活性的地高辛 1 片段复合物。解毒效应迅速而可靠，但可能导致心力衰竭的恶化。

2.其他正性肌力药物

（1）β-肾上腺能受体兴奋药：此药物通过兴奋β_1和（或） β_2受体，而发挥强心、加快心率和扩张血管的作用。

①多巴酚丁胺（dobutamine）：为合成的异丙基肾上腺素的衍生物，具有较强的β_1-肾上腺能受体和轻微的β_2和α受体兴奋作用。小剂量时 ［＜7.5 μg/（kg・min）］，可增加心肌收缩力而心率加快和血管收缩的作用较弱。大剂量时 ［＞10 μg/（kg・min）］，可出现心率加快或室性心律失常的不良反应，但较多巴胺轻。周围血管由于β_2受体的兴奋，反而扩张。

②多巴胺（dopamine）： 通过兴奋多巴胺受体β、α肾上腺素受体而起作用，其效应取决于剂量：小剂量时 ［1~5 μg/（kg・min）］ 主要兴奋多巴胺能受体而致肾血流量和排钠增加。大剂量时 ［＞20 μg/（kg・min）］ 以兴奋α受体为主而致周围阻力增加。因此在治疗充血性心力衰竭时，宜用小剂量多巴胺，除非并发心源性休克，此时宜用大剂量多巴胺，以维持血压。

③其他：选择性β_1-肾上腺能受体兴奋药，如对羟苯心安（prenalterol）。β_2受体激动药，如沙丁胺醇（舒喘灵，salbutamol）、吡啶醇（pirbuterol）和特布他林（间羟舒喘灵，terbutaline） ，也具有正性肌力作用，被用于心力衰竭的辅助治疗。

（2）非拟交感胺类正性肌力药物：它既有正性心肌收缩作用，又有扩张周围血管；既可静脉给药又可口服。其中如二联吡啶酮（Milrinone）具有短期和长效的良好作用，而无明显不良反应。氨利酮（Amrinone）具有较好的血流动力学效应，但不良反应的发生率较高，不能长期用于慢性心力衰竭的治疗。

总之，许多心功能不全的患者，通过治疗后症状可缓解，心功能可改善。但也有些患者，虽经各种治疗均无良好反应。临床上称之为"难治性心力衰竭"。对这类患者应作详细的检查和分析：①心功能不全的诊断是否正确；②心功能不全的诱因是否得到妥善处理；③洋地黄制剂的用量是否适当；④利尿药的用量是否适当；⑤血管扩张药的应用是否适当；⑥休息和饮食是否得到合理安排；⑦是否有影响洋地黄类制剂作用的药物；⑧原有的心脏病是否得到妥善处理；⑨有无并发症，如感染、电解质平衡失调、低血容量状态、肺栓塞和浆膜腔积液等，只有当进行周密的检查和分析，并采取了适当的治疗措施后，心功能不全仍得不到改善者，才是真正的难治性心力衰竭。此类患者心肌的病变严重而不可逆，是心脏移植的对象。

【预后】预后除取决于心功能不全的程度外，有众多因素的影响，如基础心脏病可否纠正；有无明显的临时（可控制的）诱因；所接受的治疗，及对治疗的反应。

【护理】

（1）保证患者充分休息：给予半卧位或坐位休息可降低心率，减轻心肌耗氧量，从而减轻心脏负担。注意防止静脉血栓形成和皮肤损伤的发生。

（2）饮食：应摄取高营养、高热量、少盐、易消化清淡食物，少量多餐，减轻心脏负担，避免进食产气食物。

（3）病情监测：严密观察患者呼吸频率、深度、意识、精神状态、皮肤颜色、温度和血压变化。观察肺部啰音的变化，监测血气分析结果。保持呼吸道通畅，观察患者的咳嗽情况，痰液的性质和量，协助患者咳嗽、排痰。控制静脉输液速度，一般为每分钟 20~30 滴。

（4）心理护理：患者因严重的呼吸困难而伴有濒死感、焦虑和恐惧，医护人员应及时给予患者心理疏导以增强患者的安全感；患者家属也应给予患者必要的生活与精神支持，使患者感受到亲情的温暖。

（5）用药护理：用吗啡时应注意患者有无呼吸抑制、心动过缓；用利尿药要严格记录尿量，注意水、电解质变化和酸碱平衡情况；用扩血管药要注意调节输液速度、监测血压变化，防止低血压的发生，用硝普钠应现用现配，避光滴注，有条件者可用输液泵控制速度；洋地黄类药物静脉使用时要稀释，推注速度宜缓慢，同时观察心电图变化。

第二节　急性心功能不全

急性心功能不全系指心脏在短时间内发生心肌收缩力明显减低，或心室负荷加重而导致急性心排血量减少的临床情况。其中以急性左侧心力衰竭为最常见，表现为急性肺水肿，可发生心源性休克或心搏骤停。急性右侧心力衰竭比较少见，多由大块肺栓塞所致，表现为急性肺源性心脏病，偶也可发生急性右心室心肌梗死。

本节讨论的主要是急性左心功能不全。

【病因】

急性弥漫性心肌损害　致使心肌收缩无力，如急性心肌炎、急性广泛性心肌梗死等。

急性机械性阻塞　致使心脏压力负荷过重，排血受阻，如严重的二尖瓣或主动脉瓣狭窄、左心室流出道梗阻、二尖瓣口黏液瘤或血栓的嵌顿、急进型或严重高血压等。

急性容量负荷过重　如由于急性心肌梗死、感染性心内膜炎或外伤所致的乳头肌功能不全、腱索断裂、瓣膜穿孔、室间隔穿孔和主动脉瘤破裂等。静脉输血或输入含钠液体过快也可导致急性心功能不全。

急性心室舒张受限　如急性大量心包渗液或积血所致的急性心脏压塞，导致心排血量降低和体循环淤血及过快的异位心率等。

【临床表现】　急性心功能不全发病急骤。急性左侧心力衰竭以肺水肿为主要表现：患者突然出现严重的呼吸困难，每分钟可达 30~40 次。端坐呼吸、频频咳嗽，常咳出泡沫痰，伴烦躁不安，面色灰白、口唇青紫、大汗淋漓。严重时可咳出大量粉红色泡沫痰。发作时心率和脉搏增快，血压在起始时可升高，以后可降至正常或低于正常。两肺可布满湿啰音及哮鸣音。心尖部可听到奔马律，但常被肺部啰音所掩盖。

急性左侧心力衰竭时由于心脏排血功能降低，心排血量不足，可引起心源性休克。临床上除一般休克的表现外，多伴有心功能不全的表现，有循环淤血和周围血管的收缩。严重心功能不全时可出现晕厥和心脏骤停。

【诊断和鉴别诊断】　根据典型的症状和体征，诊断急性心功能不全并不困难。急性肺水肿时肺部哮鸣音，应与支气管哮喘相鉴别，端坐呼吸和心尖部奔马律有利于肺水肿的诊断。心源性休克时可有静脉压和心室舒张末压的升高，可与其他原因所致的休克鉴别。

【治疗】　急性左心功能不全是内科急症之一，应迅速、积极采取有效措施，以免危及患者的生命。治疗原则同慢性心功能不全的处理，具体措施如下。

体位　使患者取坐位或半卧位，两下肢下垂，以立即减少静脉回心血量。必要时可轮流结扎四肢，以进一步减少静脉回流。

给氧　给予高流量给氧（可达 6~8 L/min）。需要时可用面罩加压给氧或正压呼吸，但需要调节，以免影响右心室心搏量导致左心室心搏量减少和血压下降。使用乙醇（酒精）吸氧或有机硅泡剂，可使泡沫表面的张力降低而破裂，有利于通气的改善。

吗啡　3~5 mg 静脉注射，或 5~10 mg 皮下或肌内注射。可减轻烦躁不安和呼吸困难，并可扩张周围静脉，减少回心血量。但有呼吸抑制、昏迷、休克和慢性肺炎者忌用。老年体弱者应减量。

快速利尿　呋塞米 20~40 mg 或依他尼酸 25~50 mg 静脉给予，可大量快速利尿，减少血容量。呋塞米在利尿作用前即先有扩张血管作用，更能迅速见效。但并发于心肌梗死的左侧心力衰竭，由于血容量增多不明显，应慎用，以免引起低血压。

氨茶碱　静脉注射 0.25 g （以 50%的葡萄糖注射液 20~40 mL 稀释后缓慢注入），可解除支气管痉挛，减轻呼吸困难。此外尚有增强心肌收缩力继而扩张周围血管的作用。

血管扩张药　硝酸甘油舌下含化可迅速扩张静脉床，减少回心血量。严重病例可予静脉注射硝普钠，发作时血压高者尤其适用，如有低血压，则宜与多巴胺合用。

强心药　如发病前 2 周内未用过洋地黄或洋地黄毒苷，1 周内未用过地高辛，可予速效洋地黄制剂，如毛花苷 C（毛花苷丙）或毒毛花苷 K，以加强心肌收缩力和减慢心率。此对伴有房性快速性心律失常的急性肺水肿特别有效。但对重度二尖瓣狭窄而伴有窦性心律的急性肺水肿忌用。如发病前 2 周曾用过洋地黄，则强心药的应用需根据病情，小剂量追加。

其他　静脉注射地塞米松 10~20 mg，可降低周围血管阻力、减少回心血量和解除支气管痉挛。如因大剂量快速输血或输液所致的肺水肿，或在无快速利尿、扩张血管治疗的情况下，可考虑静脉穿刺或切开放血（300~500 mL）以减少过多的血容量。

【护理】

（1）体位：使患者取坐位或半卧位，两下肢下垂，以立即减少静脉回心血量。必要时可轮流结扎四肢，以进一步减少静脉回流。

（2）病情观察：密切观察患者的体温、呼吸、脉搏、血压等，发绀及肺内体征变化及洋地黄的毒性反应，准确记录 24 h 出入量。

（3）饮食：食用易消化、低热量、低脂、高维生素。宜少食多餐。

（4）吸氧：高流量给氧（可达 6~8 L/min）。需要时可用面罩加压给氧或正压呼吸，但需要调节，以免影响右心室心搏量导致左心室心搏量减少和血压下降。使用乙醇（酒精）吸氧或有机硅泡剂，可使泡沫表面的张力降低而破裂，有利于通气的改善。

（5）加强皮肤及口腔护理及保持大便通畅。

（6）休息：保持病室安静，保证患者充足的睡眠，从而减轻心脏负担。

第五章 泌尿系统疾病

第一节 急性肾小球肾炎

急性肾小球肾炎（acute glomerulonephritis）简称急性肾炎（AGN），是急性起病，以血尿、蛋白尿、少尿，常有高血压、水肿甚至氮质血症为临床表现的一组疾病。多见于链球菌感染后，其他细菌如葡萄球菌（常见于感染性细菌性心内膜炎后）、肺炎双球菌、伤寒杆菌、白喉杆菌及病毒、疟原虫等感染后亦可引起。

【病因和发病机制】 见于β溶血性链球菌"致肾炎菌株"感染之后：如猩红热、上呼吸道感染（常表现为扁桃体炎）、皮肤感染。感染的严重程度与是否发生急性肾炎及其严重程度之间并无一致性。

致病链球菌某些成分（菌体细胞壁 M 蛋白或其他蛋白成分）作为抗原，诱导免疫复合物介导的肾小球肾炎。其主要根据为：①感染后潜伏期 2 周左右，相当于抗原首次免疫后诱导形成免疫复合物所需时间；②患者发病早期循环免疫复合物常为阳性，血清补体水平下降；③患者肾小球上 IgG 及 C_3 呈颗粒状沉着。此外，患者肾小球中有补体沉着，多形核白细胞及单核细胞浸润表明这 3 类炎症介导物质进一步促进了病变的发展。

病变主要在肾小球，引起血尿、蛋白尿。肾小球滤过率下降，而肾小管功能基本正常，故引起钠、水潴留，表现为水肿、高血压，严重时可导致心力衰竭及高血压脑病。

【病理】 肾较正常大而光滑。肾小球主要为弥漫性增生性炎症。除肾小球固有细胞成分，系膜及内皮细胞轻、中度增生外，尚伴有中性粒细胞、单核细胞浸润。严重者可有肾小球毛细血管襻坏死、断裂、小血栓形成，红细胞自血管腔逸出。增生及浸润的细胞压迫毛细血管襻及囊腔形成狭窄。电镜检查可见典型的肾小球上皮驼峰状电子高密度沉着物。

肾小管病变不明显，可见肾间质水肿及灶状细胞浸润。

【临床表现】 起病于前驱感染后 1~3 周。呼吸道感染之潜伏期较皮肤感染为短。起病较急，呈以下急性肾炎综合征的表现。

肉眼血尿 出现率约为 40%。常为起病第一表现。 呈洗肉水样或棕褐色酱油样（酸性尿时）。多于数天内消失。

少尿 多数患者因肾小球滤过率下降而肾小管功能正常，球管失衡故于起病时尿量少于 500 mL/d，于 1~2 周内尿量渐增。

水肿 常为疾病初期的表现，见于 80% 以上患者。典型表现为晨起眼睑水肿，呈"肾炎面容"。严重时可波及全身。指压可凹性不明显。

高血压 多为一过性，中等度（130~160/90 mmHg） 血压升高。偶见严重的高血压，伴视网膜出血、渗出、视盘水肿，严重时可导致高血压脑病。

高血压及水肿均随尿量多而缓解。

全身表现 常有乏力、厌食、恶心、呕吐、腰部钝痛及头疼。

另有 3/4 患者于前驱感染后呈亚临床型，唯有反复查尿及血 C_3 才可发现本病，多见于流行发患者群。

【实验室检查】

尿液检查 镜下血尿见于全部患者常伴红细胞管型及轻、中度尿蛋白，仅有不足 1/5 患者尿蛋白超过 3.5 g/d，临床可呈肾病综合征的表现。尿沉淀尚可见白细胞稍增多、肾小管上皮细胞及颗粒管型。尿纤维蛋白降解物（FDP）常升高。

肾功能改变 可有一过性肾小球滤过功能受损、轻度氮质血症，与利尿数日后恢复正常。仅有少数（不足 10%）呈严重肾小球滤过功能受损，尿毒症、高血钾。

其他 可因血容量增加，血液稀释至轻度正色素、正细胞性贫血（血红蛋白为 110~120 g/L）血清抗链球菌溶血素"O"滴度增高（但有些菌株不引起此滴度改变；早期应用青霉素后滴度也不易升高）。发病 4~8 周后血清总补体及 C_3 下降。患者循环免疫复合物可阳性并可呈冷球蛋白血症。有感染灶者分泌物细菌培养阳性，有大量尿蛋白者血浆血蛋白下降。

【诊断和鉴别诊断】　于链球菌感染后 1~3 周中发生血尿，少尿，尿蛋白，水肿，高血压，甚至氮质血症等典型急性肾炎综合征表现者诊断多不困难。如伴有 C_3 下降并于 1~2 个月中病情全面好转者便可临床确诊。症状较轻者系统地检查尿沉渣及血清补体有助于诊断。

（一）其他病原感染后肾炎

感染性细菌性心内膜炎时，可由感染细菌与抗体引起免疫复合物介导性肾小球肾炎。临床上呈急性肾病综合征，也有循环免疫复合物阳性，冷球蛋白血症及低补体血症。但伴有原发性心脏病及感染性细菌性心内膜炎的全身表现可资鉴别。要及时给予抗感染治疗，否则不能自愈。

病毒（肝炎、传染性单核细胞增多症、水痘、腮腺炎、Coxsackie 病毒、某些流感病毒）急性感染期也可引起急性肾炎。临床过程较轻，常不伴有补体下降，有自限倾向。

（二）其他原发性肾小球肾炎

（1）IgA 肾病及非 IgA 系膜增生性肾炎：常见于呼吸道感染后发生血尿，有时伴有蛋白尿，约 20% 患者可呈急性肾炎综合征。潜伏期数小时至数天，但补体正常，约 40% IgA 肾病患者血 IgA 可升高，病程易反复发作，与本病不同。不典型者需肾活检以助于鉴别。

（2）急进性肾炎：发病过程与本病相似，但患者呈进行性尿少，无尿，急骤发展至肾衰竭，终至尿毒症。需及时肾活检以与本病相鉴别。

（3）系膜毛细血管性肾炎：起病过程与本病相似，约 40% 患者呈典型急性肾炎综合征表现并伴低补体血症，临床过程很难鉴别。但系膜毛细血管性肾炎无自愈倾向，故临床诊断为本病者如病程超过 2 个月仍无减轻应考虑系膜毛细血管性肾炎，肾活检有助确诊。

（三）全身性系统性疾病肾受累

系统性红斑狼疮肾炎及过敏性紫癜肾炎均可呈急性肾病综合征的表现。但多伴有其他系统受累的表现，前者如无正确治疗，病情不能自行缓解。

本病于下述 2 种情况需及时做肾活检以明确诊断，指导治疗：①少尿 1 周以上或进行性尿量减少，肾小球滤过功能损害者。虽少数急性肾炎可呈此种表现，但更多见于急进性肾炎。对这些疾病需早期进行激素冲击治疗或血浆置换治疗，故及时肾穿明确诊断十分重要；②病情在 2 个月以上，无好转趋势者。此时应考虑以急性肾炎综合征起病的其他原发性肾炎（如 IgA 及非 IgA 系膜增生性肾炎、系膜毛细血管性肾炎）及全身系统性肾脏受累（如系统性红斑狼疮性肾炎、过敏性紫癜肾炎）。

【治疗】 治疗原则以休息、对症治疗为主。急性肾衰竭时予以透析疗法，待其自然恢复。不需用皮质激素等药物治疗。

一般治疗 急性期应卧床休息，在肉眼血尿消失、水肿消退、血压恢复正常以后，逐渐增加活动。

急性期应进低盐（每日 1~3 g）、 低蛋白（每日每千克体重 0.5 g 高质量蛋白）、高维生素饮食。严重尿少有血容量增高表现者应限制液体入量，量出定入。

对症治疗 通过利尿药可达到消肿，降压，预防心、脑并发症的目的。常用噻嗪类利尿药（双氮氯噻嗪 25 mg， 每日 2~3 次），必要时可用襻利尿药（呋塞米 60~ 120 mg/d。分次口服或注射）。少数患者应用利尿药后血压仍控制不满意，可加用钙通道阻滞药，如硝苯地平 20~40 mg/d 和（或） 血管扩张药，如肼屈嗪 25~ 50 mg，每日 3 次。

治疗感染灶 如有感染灶可用青霉素、头孢类抗生素或大环内酯类抗生素。因感染灶有时较隐蔽，故有人主张一律应用上述抗生素 10~14 d。或选用中药消热解毒治疗。

如病情迁延或反复与扁桃体病灶有关者应考虑作扁桃体摘除术。手术时机以肾炎病情相对稳定，尿蛋白少于（+）， 尿沉渣红细胞少于 10 个/高倍视野及扁桃体无急性炎症为宜。术前术后应用青霉素、头孢类抗生素或大环内酯类抗生素不少于 2 周。

中医治疗　本病多属实证。根据辨证可分为风寒、风热、湿热，分别予以宣肺利尿，凉血解毒等疗法。本病恢复期脉证表现不很明确，辨证不易掌握，仍以清热利湿为主，佐以养阴，不可温补。

透析治疗　本病于下列两种情况时应及时应用透析疗法：①少尿性急性肾衰竭，特别是高血钾时，如肾脏活检确诊本病，则以透析治疗维持生命，配合上述对症治疗，疾病仍有自愈的可能；②严重的水、钠潴留，引起急性左侧心力衰竭者。此时利尿效果不佳，对洋地黄类药物反应亦不佳，唯一有效措施为透析疗法超滤脱水，可使病情迅速缓解。

【预后】　绝大部分患者于 1~4 周内出现利尿、消肿、降压、尿检查好转，4~8 周血 C_3 恢复正常。病理检查亦大部分恢复或仅存轻度系膜细胞增生。少数镜下红细胞及少量尿蛋白，可迁延 1~2 年内完全恢复。

不足 10%患者可发生少尿性急性肾衰竭，严重者如救治不及时可致死亡，多见于以下情况：①高龄患者；②持续高血压，特别是舒张压增高明显者；③大量尿蛋白，呈肾病综合征者；④持续性少尿，氮质血症在 1 周内不能缓解者；⑤血、尿纤维蛋白降解产物持续性明显升高者。患者前驱感染的严重程度及起病时一过性血尿的严重程度与预后无关。

对于本病成人患者的远期预后尚有不同的观察结果。大部分结果认为远期预后良好，尿异常及肾功能受损的发生率不高于正常人群。但也有人观察到本病患者于"临床痊愈"10 年后又出现尿蛋白、高血压及渐进性肾功能损害，病理呈肾小球硬化。故对本病患者应加强长期随诊，防止感染、高血压、禁止损害肾的药物。

【预防】

（1）.预防呼吸道、皮肤感染及猩红热。

（2）发生上述感染后应积极治疗。于起病 2~3 周内追踪检查尿常规、血 C_3 以便及时发现本病及早处理。

【护理】

（1）休息：轻度水肿的患者限制活动量，严重水肿者应以卧床休息为主。

（2）饮食护理：限制水、钠和蛋白质的摄入。水钠摄入：轻度水肿尿量>1000 mL/d，不用过分限水，钠盐限制在 3 g/d 以内。严重水肿伴少尿每日摄水量应限制在 1000 mL 以内。蛋白质的摄入：严重水肿伴低蛋白血症者，可给予蛋白质每日 1 g/kg，其中 60% 以上为优质蛋白，轻度水肿每日 0.5~0.6 g/kg 蛋白质，给予蛋白质的同时必须要有充足热量的摄入，每日 30~35 kcal/kg。

（3）病情观察：观察水肿消长情况，有腹水者要测腹围；准确记录 24 h 出入量，进行透析患者超滤液量；隔日测体重。

（4）用药护理：遵医嘱使用利尿药、肾上腺皮质激素或其他免疫抑制药等，观察药物的疗效及可能出现的不良反应。使用激素和免疫抑制药时，应告知患者及其家属不可擅自加量减量甚至停药。

第二节　慢性肾小球肾炎

慢性肾小球肾炎（chronic glomerulonephritis）简称慢性肾炎，系由多种原发性肾小球疾病所导致的一组长病程的（1 年至数十年），以蛋白尿、血尿、水肿、高血压为临床表现的疾病。疾病过程中有时上述表现的 1 项或 2 项表现得尤为突出，终至渐进性慢性肾衰竭。

【病因和发病机制】　仅少数慢性肾炎由急性链球菌感染后肾炎直接迁延而来或临床痊愈后若干年重新出现慢性肾炎的一系列表现。绝大多数慢性肾炎系其他原发性肾小球疾病直接迁延发展的结果，如：系膜增生性肾炎（包括 IgA 肾病），系膜毛细血管性肾炎，膜性肾炎，局灶、节段性肾小球硬化等。

导致病程慢性化的机理除原有疾病的免疫炎症损伤过程继续进行外，更与以下继发的因素有关：①健存肾单位代偿性血液灌注增高、肾小球毛细血管襻跨膜压力增高及滤过压增高，从而引起该肾小球硬化；②疾病过程中高血压引起肾小球硬化性损伤。

【病理】　肾体积缩小、皮质变薄。具有程度不等的肾小球硬化伴球囊呈缺血性改变及小血管硬化。相应肾单位的肾小管萎缩、间质灶状纤维化。

【临床表现】　患者呈程度不等的水肿、高血压、非选择性蛋白尿、变形红细胞及肾功能损害。

根据临床表现特点可分为以下 4 种类型：①普通型。中等程度尿蛋白

（+~++，1~3 g/d）及轻度镜下血尿、轻度水肿、中等度血压升高、一定程度的肾功能损害伴尿量增多、夜尿增多。②肾病型。即原发性肾病综合征Ⅱ型。在肾病综合征的一般临床特点基础上伴程度不等的血尿和（或）高血压和（或）肾功能损伤。③高血压型。具有普通型的一般表现，但以血压（特别是舒张压）持续性中等以上程度升高为特点、并因肾血管痉挛导致肾功能进一步恶化。伴"慢性肾炎眼底改变"：视网膜动脉细窄、纡曲、反光增强、动静脉交叉压迹及絮状渗出。④急性发作型。部分患者于慢性肾炎过程中在感染或劳累后数日内出现肾炎综合征加重，常伴有肾功能急骤恶化。

各临床类型并不恒定，可相互转化，时轻时重，病情迁延。有的患者可自行临床缓解，但病理过程并未恢复，甚至缓慢发展，经数月或数年后可出现贫血、视网膜病变及慢性肾衰竭。尚有部分患者因感染、高血压、脱水、劳累或肾毒性药物等因素，使原处于代偿阶段的肾功能急骤恶化，进入失代偿期。

常见合并证为：①高血压、贫血、动脉硬化导致的心脏损害，包括心脏扩大、心律失常，严重时出现心力衰竭；②因免疫功能低下及营养、代谢紊乱而易合并感染。

【诊断和鉴别诊断】　凡病史 1 年以上肾炎综合征患者均应想到本病的可能。但首先应排除继发性肾小球疾病（如狼疮性肾炎、过敏性紫癜肾炎、痛风性肾炎等）及遗传性肾炎（Alport 综合征），方能建立原发性慢性肾炎的诊断。其他鉴别诊断主要考虑：

本病普通型与慢性肾盂肾炎的鉴别　泌尿感染史，尿沉渣中白细胞（主要是中性粒细胞）经常反复出现，甚至有白细胞管型，尿细菌培养检查阳性，X 线检查示肾盂及肾盏变形、肾脏表面不平提示慢性肾盂肾炎。反之，如尿蛋白量较多且以小球源性蛋白为主，肾小球功能损害之严重程度较肾小管功能损害为重或两者平行，则提示慢性肾炎。慢性肾炎易合并尿路感染，此时用抗生素治疗后尿蛋白、尿沉渣甚至氮质血症虽好转，但肾炎综合征的表现仍继续存在。

本病高血压型与原发性高血压伴有继发性肾脏损害者（良性小动脉性硬化）的鉴别　后者起病多在 40 岁以后，无肾脏病史，尿检变化较轻，肾小管功能损害较肾小球功能损害为早且重，常伴有较重的心、脑血管并发症。

本病急性发作而既往史不明显者需与急性肾炎及急进性肾炎鉴别 较短的潜伏期，伴明显的贫血，低蛋白血症、眼底和心脏病变以及 B 型超声检查下双肾不增大，均有利于本病的诊断。当临床上无法排除急进性肾炎时应及时进行肾活检。

肾活检病理检查有助于确诊，判断临床类型及预后。

【治疗及预后】①微小病变肾炎：本病 90%左右患者对糖皮质激素有明显的治疗反应，经正规治疗后小儿和青、少年于 2~4 周内尿蛋白迅速转阴，肾病综合征的其他表现也迅速好转。中年以上的患者疗效出现较慢，6~12 周或更长时间。本病的复发率较高，特别是少儿患者有时频繁复发。同时应用细胞毒类药物可降低复发率。本病的长期预后好，甚至大多数频繁复发者也能保持肾功能正常。②系膜毛细血管性肾炎：迄今尚无肯定的有效治疗方案，成人效果不如儿童。长期隔日泼尼松 30~40 mg，可能有减缓和预防肾功能损害的作用。阿司匹林和其他抗血小板凝集药物（双嘧达莫）联合治疗也有类似的作用。四联疗法（泼尼松、细胞毒类药物、抗凝、抗血小板凝集药物）的作用不肯定。此类患者于 5 年左右即进入慢性肾功能损害，凡起病之初即呈高血压、肾小球滤过率下降和持续的肾病综合征伴肉眼血尿者均预后不好。③膜性肾炎：糖皮质激素和细胞毒类药物对本病无肯定的消减蛋白尿的治疗效果。双盲对照观察提示经正规治疗后，肾衰竭可延缓出现。故认为这一治疗可能具有保护肾功能的作用。但是，本病患者合并肾静脉血栓的发病率高（40%左右），长期、大量皮质激素治疗加重高粘状态、抑制纤溶反应，反而可能促使血栓性并发症的发生、发展，故不宜长期应用皮质激素类。此类患者约 5 年后才逐渐发展出现高血压和肾功能损害。另有 1/4 患者在疾病过程中可呈一过性（数月至数年）临床缓解，但病理过程依然发展，故肾病综合征又再现。④非 IgA 系膜增生性肾小球肾炎：本病对于糖皮质激素和细胞毒类药物的治疗反应取决于系膜增生的严重程度。病变轻者治疗效果与微小病变肾炎无异；病变严重者对上述治疗无反应。故临床上拟诊本病的患者当正规疗程完成后尿蛋白无明显消减，肾病综合征不好转，则应作肾活检以了解病变程度，确定治疗方针：如系轻、中度系膜增生，继续使用糖皮质激素与细胞毒类药物治疗有可能使尿蛋白消减或转阴，病情得到控制。如病变已呈严重程度（增生的系膜区弥漫压迫毛细血管襻，并伴有肾小球硬化和相应肾单位的肾小管萎缩，间质纤维化）上述治疗则不能达到控制病情的作用，相反可因长期、大量盲目使用糖皮质激素和细胞毒类药物而导致严重的不良反应。

下列措施旨在减轻病情的发展，防止肾功能急骤恶化。

饮食　低蛋白（每千克体重 0.5~0.8 g/d），高质量蛋白饮食（富含必要氨基酸）及低磷饮食可减轻肾小球的高灌注、高压、高滤过状态，从而防止肾小球硬化。低钠饮食可减轻高血压。

降压　控制血压是防止本病恶化的重要环节，但降压过程不宜过快，以防肾血流量骤降。慢性肾炎时高血压的主要原因是水、钠潴留，故大部分患者经休息、限盐和用噻嗪类利尿药可达到满意的治疗效果。必要时可加用作用于周围血管的钙离子拮抗药：硝苯地平 5~15 mg，每日 3 次，或肼屈嗪、甲基多巴等扩张小动脉的药物。对较顽固的高血压还可加用抑制肾素-血管紧张素系统活性的物质，如巯甲丙脯氨酸 12.5~50 mg，每 8 小时 1 次或普萘洛尔 10~30 mg，每日 3 次。上述综合治疗措施可使多数患者的血压得到满意的控制。

预防感染及水、电解质紊乱等使病情加重的因素、禁用肾毒性药物　慢性肾炎患者肾功能损害的速度有明显的个体差异。对每个患者以血清肌酐浓度的倒数作纵坐标、时间（1 个月或 6 个月）为横坐标做出的直线有利于预测其肾衰竭的发展速度。

【护理】

1.休息

休息可减轻肾负担，减少蛋白尿及水肿。

2.积极控制感染

（1）遵医嘱给予抗生素，连续使用 1~2 周。

（2）指导患者避免发生感染措施：避免与上呼吸道感染者接触；保持口腔及皮肤清洁，注意个人卫生；注意保暖、预防感冒，若有喉痛、鼻塞等症状，应及时就医治疗。

3.用药指导

（1）指导患者遵医嘱坚持长期用药，以缓解或阻止肾功能恶化。

（2）使用降压药物时不宜降压过快、过低。

（3）避免使用损害肾的药物。

第六章　心电图基础

第一节　正常心电图

一、心电图的测量方法

心电图有 4 个波、2 个间期、1 个段组成，见图 6-1。

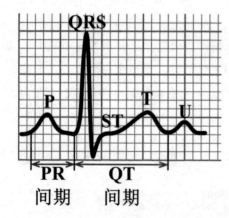

P 波：心房除极波
PR 间期：房室传导时间
QRS 波群：心室除极波
ST 段：心室性期前收缩期复极
T 波：心室复极波
QT 间期：心室除极时间＋复极时间
U 波：心室后继电位

图 6-1　心电图组成

心电图是一组具有正、负向波的波形曲线，可以描记在特殊的记录纸上或显示在心电示波器上（图 6-2）。

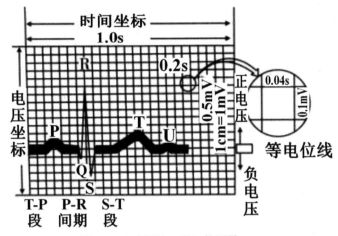

图 6-2　心电图波（段）的测量

（一）各波段时间与心率的测量

心电图记录纸上横向坐标可以测量各波的宽度，即时间。每小格距离为 1 mm，采用 25 mm/s 的纸速时，则横坐标上 1 mm 的距离等于 0.04 s。根据需要可以提高走纸的速度，如成倍提高至 50 mm/s 或 100 mm/s，则每小格 1 mm 就分别为 0.02 s 或 0.01 s。

在心电图上测量心率时，只需测量一个 P-P（或 R-R）间期的秒数，然后除以 60 即可得出心率数。计算公式：HR=60/P-P（或 R-R）。例如 R-R 间期为 0.75 s 时，心率=60/0.75=80（次/分）。还可采用查表法或使用专门的心率尺直接读出相应的心率数。当心律不规则，P-P 和 R-R 间期不均匀时，不能用一个心动周期计算，一般采取数个（如 10 个）心动周期的 P-P 或 R-R 间期平均值计算。测量各波的时间，应选用波形清晰的导联并且同时多测量几个导联的方法方能准确。各波的时间测量应自该波形内缘的起点测至波形内缘的终点。

（二）各波段振幅的测量

心电图记录纸上的纵向坐标可以测量各波的振幅，即电压。先按通用的标准调整心电图机增益，使输入 1 mV 的定标电压时，心电图机的描笔上下移动 10 mm，即每 1 mm 的振幅相当于 0.1 mV 的电压。在实际操作时，可根据具体情况改变定标电压。如受检者心电波形振幅过小者可加倍输入，振幅过大者可减半输入。正向波形的测量，应以基线的上缘测至波形的顶点之间的垂直距离。负向波的测量，应以基线的下缘测至波形底端的垂直距离。基线（等电位线）应以 QRS 波起始部作为测量参考点。

（三）心电轴及其测量方法

临床所用的心电轴是指 QRS 向量环的平均心电轴，它常用心室除极时综合心向量在额面上的主导方向来表示，即该向量与Ⅰ导联所成的角度。

1.正常心电轴与电轴偏移

一般情况下正常人左心室除极向量占优势，因此心电轴基本偏向左、后、下方，额面上指向左下象限，故正常人的心电轴在 0°～90°之间。<0°视为心电轴左偏，>90°视为心电轴右偏。按其偏移的度数分为轻、中、重度左偏或右偏（图 6-3）。

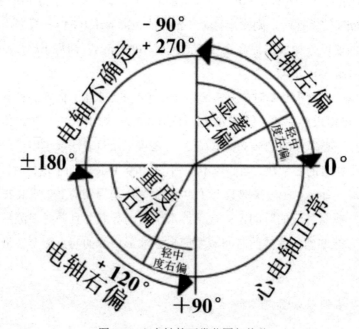

图 6-3　心电轴的正常范围与偏移

2.心电轴的测量方法

（1）目测法：此法简单迅速，临床应用最多，但判断略显粗糙，有时会有误判，且不能判断偏移的具体度数。此法主要依靠Ⅰ、Ⅲ导联 QRS 波群的主波方向来判定。①心电轴不偏，Ⅰ、Ⅲ导联主波均向上；②心电轴左偏，Ⅰ导联主波向上，Ⅲ导联主波向下（背道而驰）；③心电轴右偏，Ⅰ导联主波向下，Ⅲ导联主波向上（针锋相对）；④心电轴不确定，Ⅰ、Ⅲ导联主波均向下。称为 SⅠSⅡSⅢ综合征，多由电轴重度右偏发展而来，少数见于正常人。

（2）振幅法：先测定Ⅰ导联和Ⅲ导联 QRS 波群振幅的代数和，即分别测出Ⅰ导联和Ⅲ导联各正向波（正值）及负向波（负值）的代数和，再在该相应导联轴的正侧或负侧找到该值，各做一条垂直线，其交点与中心 0 点的连线与横轴的夹角所指示的度数即为电轴偏移的具体度数（图6-4）。

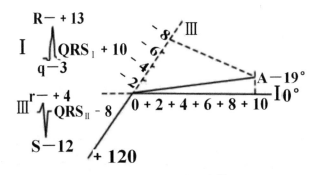

图 6-4　振幅法测定心电轴

（3）查表法：为了加快振幅法测定的速度，可按照Ⅰ导联与Ⅲ导联振幅的代数和（整数值）直接查表，就可得到电轴偏移的度数。

（4）面积法：根据Ⅰ导联和Ⅲ导联正向波和负向波面积的代数和，或精确测定各导联 QRS 面积来确定电轴度数。该方法通过人工进行很难保证准确，一般只用在计算机测量中。随着数字化技术的进步，该法使用越来越普遍，它不仅能很快地测定 QRS 电轴，还能很快地测定 P 与 T 电轴。

3.心电轴偏移的临床意义

心电轴明显偏移多见于病理状态，但偶可见于正常人，必须结合临床资料与年龄进行判断。一般的规律是婴幼儿电轴右偏，正常儿童电轴有时可达 +120°，随着年龄增长电轴逐渐左偏。正常老年人，电轴有时达 -30°。电轴左偏多属病理状态，常见的病因有：①左前分支阻滞；②左心室肥厚；③慢性阻塞性肺气肿；④下壁心肌梗死；⑤预激综合征。电轴右偏常见于：①儿童；②左后分支阻滞；③右心室肥厚；④慢性阻塞性肺气肿；⑤侧壁心肌梗死；⑥预激综合征。不确定电轴可见于正常人（正常变异），也可见于某些病理情况，如肺源性心脏病、冠心病、高血压等。

（四）心脏的钟向转位

自心尖部内心底部观察，心脏可循其长轴做顺钟向或逆钟向转位。正常情况下，V1 导联 R/S<1，V3 导联 R/S=1，V5 导联 R/S>1。如果 V3 导联的波形出现在 V5 导联上为顺钟向转位，如果 V3 导联的波形出现在 V1 导联上为逆钟向转位。顺钟向转位可见于右心室肥大，而逆钟向转位可见于左心室肥大。正常人也可见心脏钟向转位。此外，由于胸导联 QRS 波形易受心内外等因素的影响，有时并非与心脏转位相一致，故目前多数医院未将"心脏的钟向转位"作为一个常规心电图的分析项目。

二、心电图的各波段命名及正常范围

心脏每搏动一次就可在心电图纸上记录下一组变化的波形，第一组波形开始至第二组波形的开始称为一个心动周期。一组典型的心电波形常包括 4 波（P、QRS、T、U）、2 段（P-R、S-T）、2 间期（P-R、Q-T）（图 6-5）。

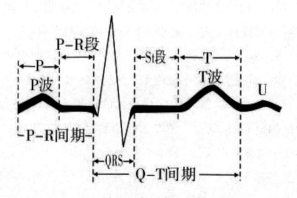

图 6-5　典型心电图波、段与间期

（一）P 波

P 波是这组波形中第一个小波，代表心房的除极。

1.P 波形态

P 波呈钝圆形，可有轻度切迹。由于 P 电轴多在 45°～50°之间，故Ⅰ、Ⅱ、aVF、V5~V6 导联直立，aVR 导联倒置，V1～V2 导联可倒置、直立或双向，Ⅲ导联或 aVL 导联有时也可倒置。

2.P 波时间

不同导联 P 波时间可略有不同，一般应<0.11 s，多在 0.06～0.10 s 之间。

3.P 波振幅

在各肢体导联 P 波振幅多在 0.05～0.25 mV，各胸导联 P 波振幅多在 0.05～0.20 mV。肢体导联 P 波振幅≥0.25 mV，胸导联 P 波振幅≥0.20 mV，为 P 波高电压。若 P 波振幅<0.05 mV 称为 P 波低平。V1 导联为双向波时，其负向波称为 V1 导联 P 波终末电势（PtfV1），正常人应≤－0.04 mm·s（波幅与时间的乘积）。

（二）QRS 波群

QRS 波群是 P 波后出现的一组变化复杂且波幅较大的综合波，代表心室除极的电位变化。一般包括 2 个或 3 个方向的波。第一个负向波（正向波前的负向波）称为 Q 波，第一个正向波为 R 波，第二个负向波（正向波后的负向波）为 S 波，如果 S 波后又出现正向波，称为 R'波；在 R'波后再出现负向波，称为 S'波。有的波形上可有切迹、顿挫或挫折。QRS 波群主波（最大波）一般用大写字母表示，其余波用小写字母表示，当正向波与负向波振幅相似且两波分别>0.5 mV 时均用大写字母表示，两波分别<0.5 mV 时均用小写字母表示；单一负向波命名为 QS 型。QRS 波起点至 R 波顶点垂线的距离称为室壁激动时间（VAT）。

1.QRS 波群形态

一般Ⅰ、Ⅱ、aVF、V4～V6 导联主波向上，aVR 导联及 V1～V2 导联主波向下。Ⅲ导联与 aVL 导联变化较多，但两者的变化具有对应性，即Ⅲ导联正向波越高，aVL 导联负向波加深，反之亦然。当电轴偏移时，Ⅰ导联与Ⅲ导联也具有这种对应性改变的特点，据Ⅰ导联与Ⅲ导联的图形可判断电轴偏移。

主波向上的导联波形可为单向、双向或三向波，但 q 波应小于同导联 R

波的 1/4，时间＜0.04 s。主波向下的导联（aVR 除外，主要是 V1、V2）不应出现 q 波，但可以呈 QS 型。

常规胸导联应有 R 波逐渐增高、S 波逐渐变浅的变化规律。其中 V1、V29导联的 R/S＜1，V4~V6 导联的 R/S＞1，V3 导联的 R/S≈1，可根据 R/S≈1 的导联位置判断钟向转位。若 Rv3＜0.3 mV 且 Rv2＜Rv3 称为 R 波递增不良，约有 7%正常人可有这种改变。

2.QRS 波群时间

一般在 0.06~0.10 s 之间，应＜0.11 s。VATv1 常被看作右心室的室壁激动时间，应＜0.03 s。VATv5 常被看作左心室的室壁激动时间，应＜0.05 s（女性＜0.045 s）。

3.QRS 波群振幅

QRS 波群在各个导联是不同的，肢体导联振幅较低，胸导联振幅较高。振幅增高多见于心室肥大除极时产生的电动力增大。QRS 波群振幅过低也为病理现象。6 个肢体导联每个导联的 R+S（绝对值相加）均＜0.5mV，称为肢导联 QRS 低电压；6 个胸导联每个导联的 R+S（绝对值相加）均＜0.8 mV 称为胸导联 QRS 低电压。肢导联 QRS 低电压和胸导联 QRS 低电压往往同时存在，统称为 QRS 低电压。正常人偶有电压过高或过低的表现。如儿童 RaVR、RⅢ或 Rv1 电压可增高，青壮年中可见 Rv5 电压超过正常的表现。在某些情况下，可见到 QRS 波形及（或）振幅发生交替性变化，称为电交替，可见于心包积液、某些阵发性心动过速。

QRS 波群的振幅在各导联变异较大，但在同一导联内基本上是一致的，有时由于呼吸运动引起 QRS 波群振幅变化，其特点为随呼吸 QRS 波群振幅逐渐增大，尔后又逐渐减小，不伴有 QRS 波形变化。R 波在各导联中的最高值：RⅠ＜1.5 mV，RⅡ＜2.5 mV，RⅢ＜1.5 mV，RaVR＜0.5 mV，RaVL＜1.2 mV、RaVF＜2.0 mV。Rv1＜1.0 mV，Rv3+Sv3＜6.0 mV，Rv5、Rv6＜2.5 mV，Rv1+Sv5＜1.20 mV，Rv5+Sv1＜4.0 mV（男性）或 3.5 mV（女性）。

（三）T 波

T 波是继 QRS 波群后的第三个波，代表心室的复极。一般方向与 QRS 主波方向一致，升支略缓，降支略陡，呈不对称型，底部宽阔。T 波高度应大于同导联 R 波的 1/10，但大多数情况下 T 波不应高于同导联主波向上的 R 波，且 V5~V6 的 T 波大于 V1~V2 的 T 波。但 QRS 波群低电压时 T 波可低平或双向。一般 V1~V2 导联的 T 波常有低平、双向或倒置，但如 V1 导联 T 波直立，V2、V3 导联 T 波不能双向或倒置。多数人 V3 导联 T 波应开始直立（钟向转位时例外），但儿童 V1~V3 导联，甚至 V4 导联都可见 T 波倒置。单纯 TIII 倒置没有病理意义。

T 波会因体位、过度换气、情绪紧张、心脏神经官能症而引起倒置，但不会出现 T 波对称性倒置，倒置深度也常＜0.5 mV。右侧卧位、平静呼吸或服用普奈洛尔等，受体阻滞药及钾盐（5~10 g）后该情况可以改善。正常人 T 波可以较高，尤其是伴有 J 波明显，ST 抬高的早期复极综合征时 T 波高耸明显。若中年以上男性出现 V1~V2 导联的 T 波大于 V5~V6 导联的 T 波，可能伴有病理情况。

T 波时间为 0.05~0.25 s，T 波越高大，时间相对越长。

（四）U 波

U 波出现在 T 波后 0.02 s 左右，时间为 0.16~0.25 s，振幅低，肢体导联中常应＜0.05 mV，胸导联中略高，可达 0.2~0.3 mV。U 波方向常与 T 波一致，不高于 T 波，若高于 T 波称为 TU 倒置。并不是每次记录的心电图上或每个导联上都出现 U 波。它发生的机制尚不清楚。

（五）Ta 波（又称 TP 或 PT 波）

Ta 波代表心房的复极。因该波较小且此时心室除极已经开始，故该波常被 P-R 段及 QRS 波群掩盖不易辨别。当病理状态时 Ta 波增大可引起 P-R 段移位，传导阻滞时在 P 波高大的导联上偶可见到 Ta 波，方向与 P 波相反。

（六）P-R 段

P-R 段指 P 波结束至 QRS 波群开始前的直线距离，代表心房除极结束到心室除极尚未开始的一段时间，也常常看作兴奋从心房传至心室所需的时间。由于与 P-R 间期意义近似，目前趋向不做常规分析。

（七）ST 段

ST 段指 QRS 波群终点至 T 波起点间的一段基线，代表心室除极结束到心室复极开始前的一段时间。其中 QRS 波群终点与 ST 段起点的结合部称为 J 点。ST 段受心脏肌代谢、神经张力、电解质及药物的影响常常发生不同形态的偏移。正常 ST 段多位于基线上，可有轻度偏移，但上移应<0.1 mV，V1~V3 导联可达 0.3 mV，S 波越深 ST 段上移越明显。各导联 ST 段均不能下移>0.05 mV（Ⅲ导联有时可超过）。有学者认为，在心率正常情况下 ST 段明显水平型延长可能也有一定病理意义，但一般情况下 ST 段长度未做明确限定。

（八）P-R 间期

P-R 间期指 P 波起点至 QRS 波群起点间的距离，代表心房除极开始至心室除极开始前的时间，也常常看作兴奋从窦房结传至心室所需要的时间。正常人在 0.12～0.20 s 之间，少数人可至 0.11 或 0.21 s，它随年龄、心率及迷走神经张力的影响而发生变化。

（九）Q-T 间期

Q-T 间期指 QRS 被群起点到 T 波终点间的距离，代表心室除极开始到复极结束所需要的总时间。一般为 0.32～0.44 s，常常受年龄、心率及迷走神经张力的影响而变化，也容易受药物的影响。心率愈快 Q-T 间期愈短，反之愈长。临床中常用 Barrett 公式求出：Q-T=0.39×（R-R）±0.04 s。还常用校正的 Q-T 间期（Q-Tc）来纠正心率对 Q-T 的影响。Q-Tc 就是 R-R 间期为 1 s（心率每分钟 60 次）时的 Q-T 间期。传统的 Q-Tc 的正常上限值为 0.44 s，超过此值即认为 Q-T 间期延长。Q-T 间期在不同导联之间存在一定差异，正常人不同导联间的 Q-T 间期差异最大可达 0.05 s，以 V2、V3 导联最长。

三、心电图的分析方法

阅读分析心电图之前，应先将记录下的心电图按规定格式自上而下、自左而右排放并粘贴好。使用多导同步心电图机记录，即使是电脑直接编辑打印，也应注意资料的整洁。阅读时应有固定的顺序，养成良好的工作习惯。阅读前核对定准电压并熟悉有关病史，做到心电图分析与临床病史密切联系。具体步骤如下。

（一）找出 P 波，确定主导心律

心电图中对 P 波的分析是关键的一环。如果 P 波有规律地出现，形态及电轴符合窦性搏动基本特点，P-R 间期固定且＞0.12 s，可考虑激动起源于窦房结，主导心律是窦性的。如果 P 波不规律，或没有 P 波，或 P 波形态及电轴异常应考虑伴有非窦性的搏动存在。若异常搏动连续存在应考虑有异位或并行心律。要注意辨别 P 波与前一个心动周期的 QRS 波或 T 波重叠，或出现在 U 波的位置上。

（二）测量 P-P 及 R-R 间期，计算心率

如果心房、心室率规律且一致，P-P 或 R-R 间期仅测量其中一项即可，按公式计算心率。若 P 波与 QRS 波的关系不固定，则应分别测量 P-P 或 R-R 间期，计算结果分别代表心房率或心室率。若没有 P 波仅有 QRS 波群，则只测 R-R 间期计算心室率。2 种或 2 种以上心律并存时，应按主导心律测量。当心律失常时所记录的心电图应有足够长度以便于计算。

（三）分析 P 与 QRS 波群及其关系

观察 P 波形态是否圆钝，有无明显切迹，P 波的时间与振幅是否在正常范围内，以及 P 电轴的方向。观察 QRS 波群各波形态，有无异常波形或异常 Q 波，各导联波形变化是否在正常范围内。如有异常波形是偶然出现还是持续出现，有无规律性或有无特定导联。测量 QRS 波群的时间和振幅，观察每个导联的 R 或 S，对过高或过低的波形应具体测量并记下该值。

对于所有的 P 波（包括 P′与 P⁻波）均要分析它与后面 QRS 波群的关系。如 P-R 间期是否固定，有无过长或过短的现象，如果有长有短则应寻找变化有无规律。如 P 波后无 QRS 波群也应分析没有出现 QRS 波群的可能原因。

（四）测定 P-R 间期及 Q-T 间期

一般选择 II 导联或 V1 导联等有 q 波的导联测量，如果 P-R 间期不固定以最短的 P-R 间期为参照标准。预激综合征或短 P-R 综合征者则以正常传导途径下传的 P-R 间期为参照标准。这 2 个间期是否正常应参考心率及年龄进行分析。

（五）观察 ST-T 有无改变及改变类型

应观察各导联的 ST 段有无上移或下移及其具体数值。对有诊断意义的形态改变，如水平型下移、弓背型抬高、鱼钩样下移等最好注明。注意其改变的定位价值及辨别某些影响因素造成的假性改变。T 波应结合 QRS 波群主波方向综合分析，对于异常的 T 波均应注意所在导联及其形态。

（六）判断心电轴与钟向转位

平均心电轴及心脏转位将心房除极，心室除极与复极过程中产生的多个瞬间综合心电向量，各自再综合成一个主轴向量，即称为平均心电轴，包括 P、QRS、T 平均电轴。其中代表心室除极的额面的 QRS 平均电轴在心电图诊断中更为重要，因而通常所说的平均电轴就是指额面 QRS 平均电轴而言，它与心电图 I 导联正侧段所构成的角度表示平均心电轴的偏移方向。心脏转位方向分为：

（1）顺钟向转位：心脏沿其长轴（自心底部至心尖）作顺钟向（自心尖观察）放置时，使右心室向左移，左心室则相应地被转向后，故自 V1~V4 导联，甚至 V5~V6 导联均示右心室外膜 rs 波形，明显的顺钟转位多见于右心室肥厚。

（2）逆钟向转位：心脏绕其长轴做逆钟向旋转时，使左心室向前向右移，右心室被转向后，故 V3、V4 导联呈现左心室外膜 qr 波形。显著逆钟向转位时，V2 导联也呈现 qr 型，需加做 V_2r 或 V_4R 才能显示出右心室外膜的波形，显著逆钟向转位多见左心室肥厚。

（七）结合临床资料做出诊断

心电图记录的只是心肌激动的电活动，心电图检测技术本身还存在着一定的局限性，并受个体差异等多种因素的影响。许多心脏疾病，尤其是早期阶段，心电图可以正常，而不同的疾病却可以有相同的心电图表现。因此，对心电图的各种变化应密切结合患者的年龄、性别、用药情况及临床病史等资料，综合分析，必要时应亲自询问病史和做必要的体格检查，才能做出正确的心电图诊断。

第二节　房室肥大心电图

一、心房肥大

P波是由两侧心房共同除极形成。心房肥大的病理改变大多数表现为心房肌的扩张，而较少表现为心房肌的肥大。依据心房肥大的部位不同，可分为左心房肥大、右心房肥大和双侧心房肥大。

（一）左心房肥大

左心房肥大的心电特征见图6-6。

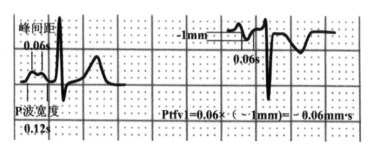

图6-6　左心房肥大的心电图特征

1.病因

主要见于二尖瓣或主动脉病变、高血压、慢性左侧心力衰竭等。其中以二尖瓣病变最为多见，故又称"二尖瓣型P波"。

2.发生机制

当左心房肥大时，由于心房扩张，房间束传导功能减低，造成左心房除极时间延长，从而使整个心房的除极时间也相应延长。

3.心电图特点

左心房肥大的受检者心电图具有以下特点。

（1）PtfV1（V1 导联 P 波终末指数，即 P 波负相部分电压与时间的乘积）<-0.04mm·s。

（2）P 波顶部双峰切迹，切迹可＞0.04 s，所谓"二尖瓣型 P 波"。

（3）P 波时限＞120 ms。

（4）麦氏指数（P/P-R 段）＞1.6。

（5）易合并房性心律失常：房性期前收缩，房性心动过速、心房扑动、心房颤动，以心房颤动最常见。

4.鉴别诊断

不完全性左心房内阻滞：左房内 Bachman 氏束发生断裂、变性或纤维化时，可导致左心房内不完全性阻滞。心电图表现类似"二尖瓣 P 波"。此种情况可见于冠心病、心肌梗死、高血压、糖尿病等。鉴别主要依靠临床资料。左房内传导阻滞可间歇发生。

（二）右心房肥大

右心房肥大的心电图特征见图 6-7。

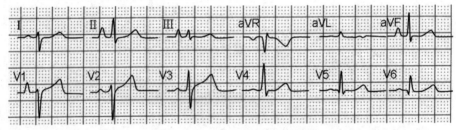

图 6-7　右心房肥大的心电图特征

1.病因

主要见于肺源性心脏病、肺动脉瓣病变、房间隔缺损、三尖瓣病变和肺动脉高压等。其中以肺源性心脏病最为多见，故又称"肺型 P 波"。

2.发生机制

由于右心房除极较左心房性期前收缩，且较早除极结束，故右心房肥大时，其除极时间虽有所延长，但不至于延至左心房除极结束之后。因此，整个心房除极时间不延长。但由于其除极向量向右前方增大，故 P 波高耸直立。

3.心电图特点

右心房肥大的受检者心电图具有以下特点。

（1）Ⅱ、Ⅲ、aVF 导联 P 波高耸＞0.25 mV，且 PaVL 常倒置，P 电轴可＞+80°。

（2）IPIV1（V1 导联 P 波起始指数，即 P 波正向部分电压与时间的乘积）＞0.06 mm·s。

（3）P 波时限＜100 ms。

4.鉴别诊断

右心房肥大可根据以下情况进行鉴别诊断。

（1）右心房内传导阻滞：右心房内结间束因缺血、变性或纤维化而传导延缓时，右心房内除极时间延长，可出现肺型 P 波，经临床及心脏超声检查排除右心房肥大外，可诊断右心房内传导阻滞。

（2）一过性"肺型 P 波"：见于急性右心室心肌梗死、急性肺栓塞时。主要依靠临床资料（如胸痛、呼吸困难等）。

（3）心动过速、交感神经兴奋、深呼吸使胸腔压力增高等：也可引起 P 波电压一时性增高。

（4）低钾血症：可出现 P 波增高变尖，但同时出现 U 波增高、T-U 融合、T 波低平等相应低钾血症的心电图表现。

（5）甲状腺功能亢进。

（6）由于右心房肥大常伴有右心室肥大，故诊断右心房肥大时，应结合右心室肥大的心电图表现。

（三）双侧心房肥大

诊断双心房肥大不像双心室肥大那样困难，因为右心房和左心房各自影响 P 波的不同部分。

1.病因

主要见于风湿性心脏病和先天性心脏病。

2.发生机制

左、右心房发生肥大后，各自增大的除极向量均可以显示出来，而不致互相抵消。故心电图可同时呈现左、右心房肥大的 P 波。

3.心电图特点

双侧心房肥大的受检者心电图具有以下特点：

（1）V1 导联 P 波起始指数（IPI）和终末指数（PtfV1）均异常；

（2）P 波时限延长＞120 ms。

4.鉴别诊断

某些先天性心脏病如 Ebstein 畸形或伴严重肺动脉高压者，可引起右心房显著肥大，右心房除极时间延长至左心房除极之后，心电图除 P 波增高外，P 波时限也延长，酷似双侧心房肥大。鉴别主要靠超声心动描记术。

二、心室肥大

心室肥大指心室肌的肥厚和心室体积的扩大。两者常同时存在，一般统称为心室肥大。心室肥厚多由于心脏收缩期压力负荷过重所致；心室扩张多因心脏舒张期的容量负荷过重所致。不论是心室肥厚或扩张都会影响到心肌的除极和复极过程，主要表现为心室除极面增大，室内激动传导时间延长，继发性心室复极异常。依据心室肥大的部位不同，可分为左心室肥大、右心室肥大、双心室肥大。

（一）左心室肥大

1.病因

左心室收缩期负荷过重主要见于高血压、主动脉瓣狭窄、冠心病等；左心室舒张期负荷过重主要见于二尖瓣和主动脉瓣关闭不全、动脉导管未闭等。

2.发生机制

当左心室肥大时，心肌纤维增粗，左心室除极面增大，因左心室的解剖位置位于左后，故向左后方向的向量势必增大，左心室除极时间也延长，在心电图表现为左心室 QRS 波电压增高，时限增宽和电轴左偏。且由于左心室除极未完全结束时，右心室已经开始复极，致使 S-T 段向右偏移。

3.心电图特征

左心室肥大的受检者的心电图具有以下特征。

（1）QRS 波电压增高（左心室肥大的必备条件）：可出现 RV5、V6＞2.5 mV 或 SV1、V2＞2.5 mV；或 RV5+SV1＞4.0 mV（女性＞3.5 mV）；或 RⅠ＞1.5 mV；RⅠ+SⅢ＞2.5 mV；或 RaVL＞1.2 mV 或 VF＞2.0 mV；或 RⅡ+RⅢ＞4.0 mV。

（2）ST-T 改变：左心室导联的 S-T 段下移＞0.05 mV；T 波低平、负正双向或倒置。

（3）电轴左偏＜-30°。

（4）QRS 时限延长＞0.10 s，但一般＜0.12 s。

附：左心室肥大的记分法

①QRS 波群电压增高记 3 分；②ST 段下移，未用洋地黄者记 3 分，使用洋地黄者记 1 分；③电轴左偏＜-15°记 2 分；④QRS 间期＞0.10 s 记 1 分。

达到 5 分或以上可诊断左心室肥大，4 分者可提示左心室肥大。

4.鉴别诊断

左心室肥大可根据以下情况进行鉴别诊断。

（1）左心室高电压：某些健康人，特别是胸壁较薄的瘦长形年轻人，心电图无其他异常改变。

（2）WPW（B 型）：可出现左心室高电压及继发性 S-T、T 改变。

（二）右心室肥大

1.病因

右心室收缩期负荷过重，常见于肺动脉瓣狭窄、法洛四联症、原发性肺动脉高压、伴有肺动脉高压的房间隔缺损、动脉导管未闭、二尖瓣狭窄等。右心室舒张期负荷过重，主要见于房间隔缺损、室间隔缺损、肺动脉瓣关闭不全。

2.发生机制

因右心室的解剖位置位于心脏的右前方，且右心室壁比左心室壁薄约 1/3，故右心室发生肥大时，虽然向右前的向量增大，由于受到左心室综合向量的影响，QRS 波群的振幅和时限可无明显变化。所以电轴右偏是右心室肥大的必备条件。

3.心电图特征

左心室肥大的受检者其心电图具有以下特征。

（1）电轴右偏：约有 2/3 右心室肥大的病例超过+110°。

（2）QRS 波群电压的改变：RV1＞1.0 mV；或 RV1+SV5＞1.2 mV；或 RaVR＞0.5 mV；R/Q＞1；或 SV5＞0.7 mV；V5、V6 导联 R/S＜1；或 SI+RIII＞2.5 mV。

（3）V1 导联可呈 rS、R、Rs、rsR′、qR 或 V1~V6 呈 rS。

（4）ST-T 改变：STV1-V3 可下移＞0.05 mV；T 波可倒置。

附：右心室肥大的记分法

①电轴右偏>110°记 2 分。②$R_{II\ III\ aVF}$＞2.0 mV；且 R_{III}＞R_{II}记 1 分。③RV1＞1.0 mV：V1 导联呈 qR 或 R 型记 2 分，V1 导联 rsR′ 或 RS 或 Rs 记 1 分，V1~V6 均呈 rS 记 1 分。④伴有右心房肥大记 1 分。⑤伴有继发性 ST-T 改变记 1 分，达到 5 分以上可诊断右心室肥大；4 分提示右心室肥大。

4.鉴别诊断

左心室肥大的鉴别诊断如下。

（1）左后分支传导阻滞：电轴右偏＞+120°；II、III、aVF 导联呈 qR；I、aVL 导联呈 rS；V1 导联无改变。

（2）右心室高电压：少数年轻人可出现。

（3）正后壁心肌梗死：V1、V2 导联 R 波增高；V7~V9 导联出现异常 Q 波。

（4）WPW（A 型）：V1、V2 导联 R 波增高，并出现继发性 ST-T 改变。

（5）前间壁心肌梗死：V1~V4 导联均可出现 Q 波。

（三）双心室肥大

左右心室均发生肥大时，来自左、右心室的激动电位可互相抵消一部分，故在心电图上常不易显示双心室肥大的图形，反而呈正常图形，或只显示一侧心室肥大的图形，一般多显示左心室肥大；只有约 1/4 病例兼有双室肥大的特征。故心电图常常容易漏诊。

三、小儿心室肥大

幼儿时期，生理上右心室占优势，心电图电轴右偏，顺钟向转位，呈现不同程度的生理性 RVH 图形。直至 4 岁以后，左心室开始逐渐占据优势，QRS 电轴逐渐转为正常，顺钟向转位图形逐渐消失。小儿左心室肥厚（left ventricular hypertrophy，LVH）的心电图诊断标准不同于成人。

（一）小儿 LVH 的心电图诊断条件

（1）QRS 增大：①R Ⅰ +SⅢ>3.0 mV；②R Ⅱ +RⅢ>4.5 mV，R Ⅱ>RⅢ；③RaVL>2.0 mV，RaVF>2.5 mV；④V5 导联 R，<3 岁>4.5 mV，3~16 岁>3.5 mV；⑤V1 导联 S，<3 岁>2.0 mV，3~16 岁>2.9 mV；⑥V5 导联 R+V1 导联 S，<3 岁>4.5 mV，3~16 岁>5.0 mV；⑦V5、V6 导联 Q 波，<16 岁>0.5 mV。

（2）QRS 电轴左偏。

（3）VATV5 延长，1 岁以内>0.03 s，1 岁以上>0.04 s。

（4）有 LVH 的病因及其他证据。

（二）小儿 RVH 的心电图诊断条件

1.QRS 波形及振幅改变

（1）右胸导联呈 qR 型。

（2）V1 或 V3R 导联呈 rsR'型（房间隔缺损）。

（3）avR 导联 Q/S<1.0。

2.V1 导联 R/S 比值达到或超过标准

R/SV1 值见表 6-1。

表 6-1　不同年龄小儿右心室肥厚 R/SV1 值

	0~1 岁	1~3 岁	3~5 岁	5~16 岁	>16 岁
R/SV1	5	2.5	2.0	1.5	1.0

3.QRS 电轴>120°

4.V1 导联室壁激动时间>0.03 s

5. P Ⅱ>0.3 mV，其他导联>0.25 mV

（三）小儿 BYH 的心电图诊断条件

（1）胸壁导联同时显示出左右心室肥大的图形特征。

（2）心电图上有肯定的 LVH 伴有下列 1 项或几项改变：①V1 或 V2 导联 R 波振幅达到或接近正常最高值；②V1 导联 R/S>1.0；③V5 导联 R/S>1.0。

（3）心电图上有肯定的 RVH 伴有下列 1 项或几项改变者：①V5、V6 导联 R 波振幅增大，达到或接近正常最高值；②V5、V6 导联有深的 Q 波。

（4）BVH 而心电图正常或接近正常。

第七章　临床麻醉治疗

第一节　气管及支气管插管技术

一、插管有关解剖及插管用具

（一）气管、支气管插管有关解剖

气管插管的途径主要经口腔或鼻腔通过咽喉、声门裂而入气管。因此，对有关气道的解剖必须有所熟悉。鼻前庭主要由软骨组成，鼻腔几乎全部是硬骨。气管导管经鼻插入时，鼻前庭常能扩张到容纳 10 mm 直径的导管（相当于 F32 号，直径 7.5 mm），经鼻前孔、总鼻道出鼻后孔即可插入声门裂。自鼻前孔至鼻后孔的距离相当于鼻翼至耳垂的长度，成人为 12～14 cm。经口插管时，可直接由口腔经咽喉部插入声门。咽后壁黏膜非常脆弱，喉镜置入不当，易受损伤。会厌内面（向声门裂侧）迷走神经分布较多。如麻醉过浅或表面麻醉不全，遇刺激容易引起咽喉反射，喉镜片置入过深使会盖住喉头，同时声门关闭，甚至喉痉挛，造成插管困难。喉头位于第 5 颈椎前面，向上向下活动的范围相当于 1 个颈椎。软骨以甲状软骨和环状软骨为主，辅以构状会厌襞、楔状软骨及小角状软骨等构成支架。前方突出处称喉结，成年男性比女性显著。甲状和环状软骨间有环甲韧带。在甲状软骨等所形成的环形腔间，左、右各有 2 条声带及假声带（室襞）构成声门。喉头入口部前狭后宽且向前倾斜，使插管时易滑入食管。环状软骨以下称气管，气管由 16～20 个马蹄铁形透明软骨环所组成，前壁软骨环坚韧，后壁肌薄弱，易受损伤，总长 10～14 cm。上界平第 6 颈椎，下界相当于第 5 胸椎平面，分为左、右主支气管。气管分叉部称隆突（隆嵴），隆突内面黏膜迷走神经分布丰富，极为敏感，仅在深麻醉时才受抑制。右主支气管与气管纵轴呈 25°角相交，较左主支气管成角为小，管径也较左主支气管粗，因此，容易插入气管导管。又因右主支气管较左侧短，成人只有 1.5~2.0 cm，一旦导管误入右主支气管，极易堵塞右上叶支气管开口。从口腔或鼻腔至气管间的途径并不成一直线，如经口腔做一轴线，经喉及咽部各做一轴线，则平卧时这三轴线彼此相交构成角度；抬头时可使经咽、经喉二轴线重叠，有利于经鼻腔插管；如将患者头部抬高，尽量后仰，即可使三轴线完全重叠，便于经口明视插管。不同年龄的气管、支气管内径及长度也不相同。

（二）气管插管用具

1.气管导管

气管导管都是由质地坚韧、无毒性及对咽、喉、气管等组织无刺激，并不产生过敏反应的塑料或塑料橡胶制成的管壁光滑的导管。一般采用聚乙烯、聚氯乙烯或橡胶、氯丁橡胶等原料制成。近年来多推广一次性无菌塑料导管，不但使用方便，而且杜绝交叉感染的危险。经硅化的气管导管，使黏痰不致沉积管腔内壁堵塞内腔，可在气管内较长期（1 周左右）留置。普通导管表面及管腔内喷硅油干燥，灭菌后使用，也可减少对气管的刺激。为了利用 X 线确定气管导管在气管的位置，可应用特制的透明塑料导管，管壁印有不透过 X 线的蓝线条（portex）、黄线条（euromedical）或白线条（sheridan）。

通用的气管导管前端呈斜坡状向左侧开口，近端接衔接管，便于联结麻醉环路。保存时如能置于半径为 14~20 cm 的圆盒内，使导管呈轻度弯曲，有利于气管插管。

2.麻醉喉镜

麻醉喉镜简称喉镜，是直接窥喉时协助气管插管的重要工具。常规直接喉镜由喉镜柄和喉镜片组成。喉镜柄内装有两节 2 号电池，是喉镜的电源。喉镜片是气管插管时伸入口腔咽喉部显露声门裂的部分，喉镜片近尖端处有一小电珠，是喉镜的光源。喉镜柄和喉镜片间可以自由装卸。当喉镜柄与喉镜片间张开呈直角时，光源的电路与喉镜柄内电源接通，发挥照明作用，使用前应先检查电珠有无松动，是否明亮。按喉镜片形状不同，可分为直喉镜和弯喉镜。按其大小又分为成人用、小儿用和婴儿用 3 种。国产喉镜的同一喉镜柄可安装不同喉镜片。成人常用的为弯喉镜片，操作时可以不挑会厌，因此减少对迷走神经的刺激。选择合适的尺寸号码很重要，会厌下垂遮挡声门宜选用直喉镜片。

此外，还有各种可视喉镜，包括 Truview 光学窥视喉镜、SOS 视可尼可视喉镜和 Glidescope 视频喉镜等，均为间接喉镜，通过显示器或目镜看到声门。镜片角度大于常规直接喉镜，能更好地暴露声门，但插管时要借助管芯防止插管失败。光导纤维支气管（喉）镜（fiberscope）即配有冷光源，通过光导纤维，扩大视野范围。特别适用于麻醉喉镜显露声门困难的患者，还能协助导引气管导管插入气管或单侧支气管。

二、插管前准备和麻醉

（一）插管前估计和准备

麻醉前访问时，应检查气管经路是否有阻碍，以便选择经口或经鼻插管。绝大多数患者都适用经口明视插管，只有在经口插管困难或导管在口腔内妨碍手术进行时，方选经鼻插管。正常成人开口范围约 4 cm，如＜2.5 cm，则难以置入喉镜，常见于颞颌关节强直或脸面瘢痕收缩。如有颏胸瘢痕粘连，应检查头后仰受限程度。下颌畸形、发育不全及后退者，均使喉头显露困难。正常人颈椎伸屈范围为 165°~95°。75 岁以上老年人减 20%左右，类风湿患者累及颈椎，常使颈椎强直，均可能使插管困难，往往需用盲探插管或纤维支气管（喉）镜协助。如计划经鼻插管，应了解以往是否进行过鼻及声带手术，并分别测试两侧鼻孔的通气情况。

经口插管还应了解牙松动情况，遇有松动切牙，应先用打样膏固定，或用线绑上，以免操作过程中掉入气管内。有活动义齿时应在麻醉前取下。遇到上齿全脱落患者，置入喉镜时，声门裂显露相对上移。尤其左侧上切牙脱落，置入喉镜后，右切牙可阻碍视线和插管操作。所以，插管前应先用口腔科常用的打样膏，做成牙堤状模型垫于左侧牙龈上，以便插管时承托喉镜片和保护牙龈，并扩大视野和插管空间。也可用卷紧的纱布垫（约 3 cm 长，1.5

cm 厚）垫于左侧上牙龈，有助于插管操作。

插管用具必须先行检查，如喉镜电珠是否明亮，气管导管的套囊有无漏气，可放入清水瓶做充气试验较为确实。如做经鼻插管，应在导管前端涂以滑润剂，最好选用带有局部麻醉药的非油质滑润剂。此外，还应检查吸引器是否漏气，并将应用器械放置妥当。

（二）气管插管的麻醉

除了心搏、呼吸骤停患者不需麻醉即可进行气管插管外，一般气管插管的操作必须具备良好的麻醉，至少使颌面颈部肌肉及关节松弛，反射抑制。成功与否常与麻醉有直接关系。

1.全身麻醉

吸入麻醉时务必在相当于乙醚Ⅲ期 3 级深麻醉插管较为容易。麻醉过浅，肌肉松弛不够或反射活跃、声门关闭，常使插管失败，甚至并发喉痉挛。现代麻醉利用肌松药，不但可以在浅麻醉下进行气管插管。且因肌肉松弛良好，声门张开，有利于插管操作。

静脉麻醉必须配合肌松药才能满足插管要求。最常用的方法为快速诱导，便患者意识迅速丧失，呼吸停止，肌肉松弛，有利于气管插管操作，并减少痛苦。但必须排除困难插管可能，有能做控制呼吸的麻醉机和熟练插管技术的情况下方可应用。用左手托起患者下颌并扣紧密闭面罩，右手做纯氧控制呼吸，务使氧气能确实进入肺内（即胸廓随压入气体而起伏），待呼吸停止时，即可进行插管，因机体已处于高度氧饱和状态，为插管操作准备充裕的时间。如患者吸入 100%氧 3 min，则动脉血氧饱和度可在 10 min 内保持 100%。重症心脏病患者如用大剂量（40～60 μg/kg）芬太尼静脉麻醉，可并用泮库溴铵（潘可罗宁）5 mg 进行气管插管，1/4 剂量在静脉注射芬太尼前静脉注射，其余剂量与芬太尼同时注入。

快速诱导配合不当也可导致插管失败。如静脉麻醉药和肌松药给药剂量和时间配合不当；快速诱导呼吸消失时未能托起下颌，以致舌后坠梗阻；或密闭面罩漏气，控制呼吸时，不能将氧气压入肺内，也能造成缺氧和二氧化碳蓄积，甚至插管时引起心律失常或心搏骤停。所以，快速诱导插管前一定要保证过度通气。如患者留置胃管，控制呼吸时易使密闭面罩漏气，应在胃管周围垫上纱布，再用密闭面罩压紧为妥。

2.表面麻醉

多用于清醒气管插管。清醒插管的关键在于完善的表面麻醉。为了防止局部麻醉药过量中毒，麻醉前 1 h 口服地西泮 10 mg，局部麻醉药应妥善计划、分次使用，切勿一次给药过多，注意使用剂量，如 1%~2% 丁卡因，剂量不宜超过 60 mg，2% 利多卡因不得超过 400 mg。如做支气管插管，用量较大，以后者较为安全。清醒气管插管也可经口腔或鼻腔途径，具体操作根据插管途径，首先用喷雾器喷入鼻前庭、口腔及舌背部，再用纱布包着舌尖拉出口外，再向咽喉部喷雾，稍待 1~2 min 再用软管喷雾器插入鼻前孔，喷入总鼻道或舌根及咽后部。待患者感到咽后部麻木时，再置入喉镜显露喉头，向软腭、咽喉及会厌进行喷雾，2~3 min 后再次显露喉头，对准声门裂在患者吸气时喷入局部麻醉药，再过 1~2 min 即可插管。也可用环甲韧带穿刺表面麻醉，即在患者颈前部，麻醉者将已消毒的中、食指固定环状软骨及甲状软骨，先让患者深吸一口气屏住，然后右手持注射器，用细针刺入两手指中间的环甲韧带。一旦穿透即出现呛咳，并将注射器芯弹回或回抽有气，立即注入 1% 丁卡因溶液 1.5~2 mL 或 2% 利多卡因溶液 2 mL。随着患者的咳嗽反射，可将注入的局部麻醉药喷到会厌、咽喉腔及气管内以发挥作用。这样，只要在舌背或鼻腔再补充少许表面麻醉即可经口或鼻腔做清醒插管。经环甲韧带穿刺时应注意用手指固定针体，随喉头移动，避免因呛咳而折针。同时注药要快，迅速拔针。如表面麻醉不全，常使清醒插管失败，出现舌背推喉镜片或因咽喉反射不能显露喉头。尤其患者注射吗啡或唾液分泌过多时，均可增强咽喉反射或降低局部麻醉药对黏膜的作用。所以，麻醉前应用足够抗胆碱能药物非常必要。

饱食或消化道梗阻患者，为了防止呕吐物误吸窒息，不宜行环甲韧带穿刺法行气管内表面麻醉，以便保持咳嗽反射，可将异物咳出。当然，气管插管后易引起呛咳动作，应立即静脉注射静脉麻醉药及肌松药，也可用 1% 利多卡因溶液 1 mg/kg 静脉注射预防。

不能张口患者也可用喉上神经阻滞，即用注射器针刺透甲状舌骨尾端注 2% 利多卡因溶液 2~3 mL 至舌骨大角下方，即可阻滞喉上神经，有利于声门开张。完善的表面麻醉，虽可使黏膜及声带麻醉，但仍不能使咬肌松弛，有时因解剖畸形或病理改变，难以使表面麻醉完善，如颞颌关节强直等开口困难的患者，或精神紧张患者，也可在表面麻醉后配合七氟烷吸入或小量丙泊酚静脉注射，使意识消失，又能保持自主呼吸，便于盲探插管。

三、气管插管术

根据插管经路可以分为经口、经鼻气管插管。按插管时是否显露声门裂，又可分为明视和盲探插管，简称视插法和探插法。不论经口或经鼻均可采取明视或盲探插管。

（一）优点及适应证

全身麻醉时应用气管插管可以免除因咽部肌肉松弛及舌后坠造成的气道梗阻；免除了喉痉挛引起的窒息；如应用套囊，还可防止口鼻腔内手术时脓血误吸及呕吐或反流误吸的危险；更便于呼吸管理和进行控制呼吸或扶助呼吸；也有利于心肺复苏；由于降低膈肌运动，有助于腹肌松弛。气管插管还减少无效腔量 60~75 mL，几乎减少一半；麻醉操作也更为方便，尤其在头颈部手术，不致影响手术野。

适应证：几乎绝大部分全身麻醉患者均应用气管插管，至于开胸、开颅手术、并用肌松药、腹胀患者或术前进食患者、口内手术、俯卧位手术、头颈部手术及气道部分梗阻的患者，当然更需应用。

当患者患喉水肿、气道急性炎症时应禁忌。胸主动脉瘤压迫气管常使气管壁脆弱菲薄，插管时有可能造成动脉瘤损伤出血，以及严重出血素质患者，则应百倍谨慎，挑选柔软稍细导管，轻柔操作，避免呛咳、挣扎，完成气管插管。

（二）经口插管术

利用喉镜显露喉头、声门裂，使导管在明视下插入气管，是最确实方便而常用的插管方法。选用直喉镜显露喉头、声门时需挑起会厌，刺激较大，应在Ⅲ期 2~3 级麻醉深度进行操作。弯喉镜不需挑起会厌，仅插入会厌与舌根间，在Ⅲ期初即可显露喉头。

1.抬头后仰

插管时，先用右手推患者前额，务使头部抬起后极度后仰，并使口张开，此时经口、经咽和经喉轴线重叠，便于经口插管。

2. 置入喉镜

置喉镜时易使下唇卷入下切牙与喉镜片间，造成下唇挤伤，故应先推开下唇。左手持喉镜沿右侧口角置入，轻柔地将舌体推向左侧，使喉镜片移至正中，见到腭垂，然后顺舌背弯度置入，切勿以上切牙为支点，将喉镜柄向后压，以免碰掉上切牙。喉镜片进入咽部即可见到会厌，如用直喉镜片，应挑起会厌，上提喉镜即可显露声门裂。如用弯喉镜片，也顺舌背置入，见到会厌后必须将喉镜片置入会厌与舌根交界处，即舌会厌正中襞，再上提喉镜，使皱襞中的舌骨会厌韧带紧张，才能使会厌翘起上贴喉镜片，显露声门。如喉镜片未抵交界处即上提喉镜，则会厌不能翘起，同时舌体隆起挡住声门，影响插管操作。

3.导管插入

显露声门后，右手持导管将其尖端对准声门裂，轻柔地随导管弧形弯度插入气管内。如果导管内带有管芯，则过声门后即应将管芯拔出，以免损伤气管。如果插管时麻醉变浅，应重新加深麻醉或用喷雾器对准声带进行表面麻醉，以抑制反射，便于插管。插管操作熟练者，也可把导管送到声门附近，待声带张开时，迅速插入并立即加深麻醉。如声带较高，需将导管前端翘起以接近声门，可用中指按压导管中段，借上切牙支点以增加弯度，使管前端上翘。切勿把导管向后下用力，会使导管变形，导管前端反而远离声门，甚至把管芯弯成双曲形，更难插入气管内。

插管后应塞入牙垫才能退出喉镜，妥善固定导管和牙垫，并将导管连接各种麻醉装置再进行麻醉维持。清醒插管后应用静脉麻醉诱导较佳。

当患者开口不大，不能置入喉镜或置入喉镜后声门显露困难时，尽量先经口盲探插管。可利用管芯把导管变成"L"形，然后根据导管内通气响声判断声门位置。在响声最强处，把持住导管同时抽出管芯，此时多能使导管自然滑入气管。

（三）经鼻插管术

经鼻插管多应用于张口困难或喉镜不能置入的患者及口腔内手术，所以常应用盲探插管法。盲探插管必须保持患者自主呼吸，利用呼吸气流以听取导管的响声强弱，移动患者头位调整导管的方向，以便插入气管内。

1.插管前准备

麻醉后，即从鼻前孔滴入1%麻黄碱溶液，促使黏膜血管收缩。因气管导管斜口均面向左侧，因而选左侧鼻前孔插管比较容易接近声门，临床上多在经左侧鼻前孔插管妨碍手术时才选右侧鼻前孔。

2.盲探插管

插管时先将鼻翼外翻，然后将涂抹滑润剂的导管插入鼻前孔，与鼻纵线垂直，沿鼻底经总鼻道出鼻后孔，从导管口即可听到响亮的呼吸声，往往导管的气流响声未发生改变，已顺利插入气管。一般用左手调整头位，右手插管，然后移动头位，在导管气流响声最明显时进行探插多能成功。

3.盲探插入受阻时处理

如导管前进受阻，呼吸响声中断，可能为导管滑入一侧梨状窝，如同时出现窒息症状，则可能为头部过度后仰，插至会厌与舌根交界处，造成会厌压住声门。如阻力消失，而呼吸响声中断，多为头前屈过度，导管误入食管所致。如出现以上情况，应将导管退出少许，待出现呼吸响声后，再调整头位重新探插。导管出鼻后孔后，反复盲探插管如遇到困难，也可用喉镜经口腔显露声门，右手推进导管，在明视下插入气管。也可用插管钳夹持导管尖端送入声门，再将导管推进3~5 cm即可。

4.导管误入咽后间隙处理

导管误入咽后间隙，多为导管抵鼻后孔遇有阻力时施行暴力探插所致。偶尔可出现"咔嚓"响声，同时，从导管传出的气流声中断，即可能误入咽后间隙。应将导管逐渐拔出，当听到气流声后，稍将导管旋转90°，重新探插，多能离开盲道达咽喉腔。

（四）清醒气管插管术

清醒气管插管术主要用于麻醉诱导时不能保持气道通畅的患者，由于患者保持清醒状态，麻醉前一定要向患者解释清楚，并取得患者的充分合作。

插管的途径也为经口及经鼻法，具体操作步骤与全身麻醉下插管相同。成败的关键在于局部表面麻醉是否完善。

适应证：颌面、口腔或颈部病变，并有解剖畸形或压迫气道影响气道通畅或颞颌关节强直、小颌症、颈椎强直、颈椎骨折脱位及颏胸粘连等。此外，肠梗阻及饱胃患者先清醒插管再行全身麻醉诱导可避免反流误吸。因咽后壁脓肿或甲状腺肿压迫气管造成气道部分梗阻时，清醒插管也更为安全。但有颅内压增高、严重张力性气胸等患者应慎用。

四、支气管插管术

支气管插管可以使健康肺和病侧肺的气道隔离，还可改进手术条件，使开胸侧肺不通气。

（一）适应证及优点

大咯血患者、肺脓肿或支气管扩张痰量过多、肺大疱有明显液平面、支气管胸膜瘘、气管食管瘘等患者拟行肺叶或全肺切除术时特别适用支气管插管，以避免大量血液、脓汁或分泌物淹没或污染健肺。外伤性支气管断裂及气管或支气管成形术时，则可防止患侧支气管漏气，保证健肺有足够通气量。分侧肺功能试验或单肺冲洗治疗时必须插入双侧支气管导管。

（二）单侧支气管插管术

单侧支气管插管所用支气管导管的长度应为 32~36 cm，管径相当于 F26~34 号。导管前段如附有套囊，其长度不应超过 2 cm，且紧邻导管斜口。左支气管导管顶端斜口与一般气管导管相同，但右侧支气管导管顶端斜口应凹向右后方。因右主支气管起始部距右肺上叶支气管开口处仅 2 cm，支气管导管不可插入过深，以免堵塞上叶支气管，若过浅则不易固定。所以，右侧支气管导管顶端形状需适于固定导管，又不致堵塞上叶支气管。

插管方法：麻醉要求与一般气管内插管相似，可以在清醒表面麻醉或全身麻醉下进行操作，但全身麻醉下插管也应在气管内喷入表面麻醉药，以免刺激隆突引起反射性心律失常或心搏骤停。导管插入声门后即可使患者头部尽量侧向患侧，并使导管向健侧插入，导管即可进入健肺支气管，直到遇阻力为止。然后用听诊器细听两侧肺呼吸音，证实健侧肺呼吸音与插管前相同，而患侧呼吸音减弱或消失，插管即告成功。如导管前段有套囊，可给以充气。如右主支气管插管后，右肺上叶呼吸音消失，即应稍向外拔管，直到上叶呼吸音恢复为止。在翻动体位后还应重复检查。

单侧支气管麻醉不必堵塞咽喉，可采用体位引流方法（下叶有病变采取头低位），使患肺内大量分泌物或脓痰沿导管外壁流至咽喉腔，便于吸引清除，可保证健肺不受播散。单侧支气管插管在使用功能上极其有限，只能用于单肺通气（single pulmonary ventilation），已经不常使用了。

（三）双侧支气管插管术

利用支气管双腔导管插入支气管内，使左、右支气管通气隔离，可任意通过一侧或双侧管腔通气。当吸引患侧肺内分泌物时，健侧仍可保证通气。所以是目前最常用的支气管内麻醉方法。

早期应用卡伦双腔管（carlens tube）或怀特双腔管（white tube），卡伦双腔管左分支管插入左主支气管常妨碍左全肺切除。应采用右分支管插入右主支气管的怀特双腔管，其右分支管顶端有向右上叶支气管开口的小孔。近年随着 Robertshaw 管的问世，由于它的特点，是一次性使用的塑料制品；管壁透明，易于观察；管壁薄，管腔相对较大；取消了卡伦钩，使插管操作更加方便，使这种导管代替了以前应用的卡伦管或怀特管，成为现在最常应用的双腔管。

支气管双腔导管外径较粗，常用的 39 号及 37 号双腔导管外径分别较单腔导管 F40 号及 F38 号为粗，而内径较小，双腔导管 39 号及 37 号内径分别相当于单腔导管 F28 号及 F26 号。以卡伦管为例，卡伦双腔管的左分支管形态近似左主支气管，可以插入左主支气管内。其右分支开口较左分支管为高，导管插入后，即对准右主支气管口。在右分支开口部下方分出一舌状小钩（即卡伦钩），导管插入后，此小钩正好进入右主支气管，与左分支管共同"骑跨"于隆突上。左分支管上附有套囊及"红"色充气管，充气后可达到堵塞左主支气管的目的。在右分支开口上方，另有一套囊及"白"色充气管，充气后可达到密闭气管的目的。所以插管后必须先将左分支管套囊充气后，才能将阻塞气管的套囊充气。

插管方法：麻醉要求同气管插管。还以卡伦管为例，插管时，患者仰卧，尽量使头后仰，然后将导管左分支端向上进行明视插管，便于进入声门。一旦进入声门，即将导管旋转180°，使舌状小钩位于上方，左分支管端向下与气管走行相符，所以整个导管即可进入气管。只要舌状小钩通过声门，再依顺时针方向转90°，同时推进导管，遇到阻力时即为双腔导管的左分支管与舌状小钩"骑跨"于隆突部，左分支管也能准确地进入左主支气管。应用Robertshaw 管则无须特殊旋转，导管前端过声门后只需将分支管端向同侧推进即可。插管后先将分支管侧套囊充气，如需做控制呼吸，再将导管套囊充气，然后用听诊器分别听左、右肺呼吸音，闭住左分支管时，左肺呼吸音应消失，右肺呼吸音正常；闭住右分支管时，则相反。如果出现反常现象，可能为插管时旋转不当，误将左分支插入右主支气管，使导管过度扭曲，应立即将导管退至气管内，端正导管后再行深插，直至遇有阻力为止，测听呼吸音合适后，再予固定。进行左侧全肺切除术，当处理左主支气管时，手术者应注意勿将导管左分支管缝上或切断，必要时可先将卡伦双腔管退到气管内再行处理。所以，左肺切除术采用怀特双腔管更为适宜。如有支气管镜，应在插管后及侧身后进行镜检定位，更为确切。

支气管双腔导管管腔较窄，呼吸阻力大为增加，即使采用大号（F39）导管，呼吸阻力仍为正常的4倍，所以麻醉过程中必须持续进行控制呼吸。同时吸痰管应采用细长稍硬的塑料管，并用滑润剂滑润后才能顺利插入，切勿使用暴力，否则一旦将导管间隔插破，即失去双腔隔离的目的，应予警惕。如遇呼吸阻力过大、通气不足或脓痰吸引不畅，也可在病肺切除后改换粗单腔导管。但侧卧位操作困难，且在开胸情况下要求较高，所以经验不足时也可将导管分支管退至气管内，以增强通气效果。另外，左、右分支管应分别用2根吸痰管吸痰，以免交叉感染或造成肿瘤播散。Robertshaw 双腔管因在隆突处无卡伦钩支撑，侧身位时导管的高位开口易贴附于气管壁，阻塞主支气管通气，应特别警惕！

（四）支气管阻塞引流导管插管术

早期在气管镜明视下用纱布条堵塞患肺主支气管后，再行麻醉和手术。由于阻塞不牢或纱布条掉入气管内可引起意外，所以改用支气管阻塞引流法，既可阻塞病侧支气管，还能将其脓痰吸引出来。临床上最好采用附有支气管阻塞引流管的气管内导管，即把阻塞引流管附在气管导管上，阻塞管管端距导管斜口约 6 cm，可以一次完成插管和阻塞引流操作，较为方便。具体操作类似单侧支气管插管术。但是当阻塞引流管与导管通过声门后，需将患者头部偏向健侧，使阻塞引流管进入患侧主支气管，同时导管斜口正好处在气管之中，先将阻塞引流管套囊充气并于开口端接吸引器，用听诊器确定阻塞支气管为手术侧，然后再将气管导管套囊充气。此种导管所附的阻塞引流管插入右主支气管或右肺下叶支气管更为容易。

第二节　机械通气技术

机械通气（mechanical veiltilation）指使用某种机械装置提供或补充患者呼吸需要的支持方式。能进行机械通气的装置称为通气机（ventilator），国内仍习惯称为呼吸机（respirator）。临床上，呼吸机已广泛应用于麻醉和 ICU 中，改善患者的氧合和通气，减少呼吸做功，支持呼吸和循环功能，以及呼吸衰竭的治疗。

一、呼吸机

（一）呼吸机的类型

1.按每次潮气量的供给方式分类

（1）时间切换呼吸机（定时型呼吸机）：呼吸机按预设的吸气时间送气，吸气时间达到后即转为呼气。

（2）容量切换呼吸机（定容型呼吸机）：呼吸机按预设的容量送气，达到预设的潮气量后即转换为呼气相。

（3）压力切换呼吸机（定压型呼吸机）：呼吸机送气达到预设的吸气压力时转化为呼气过程。

2.按控制方式分类

（1）电动电控型呼吸机：驱动和参数调节均由电源控制。

（2）气动气控型呼吸机：需 4 kg/cm² 以上氧源和空气源，由逻辑元件控制和调节呼吸机参数。

（3）气动电控型呼吸机：是多数现代化呼吸机的驱动和调节方式。

3.按用途分类

（1）成人呼吸机。

（2）婴儿和新生儿呼吸机。

（3）辅助呼吸或治疗用呼吸机。

（4）麻醉呼吸机。

（5）携带式急救呼吸机。

（6）高频正压呼吸机。

（二）应用呼吸机的适应证

机械通气是治疗呼吸衰竭的有力措施，同时积极应用也是防止呼吸功能不全或衰竭的有效手段。临床上，除各种急危重症致呼吸骤停需立即使用呼吸机外，何时开始机械通气尚无统一标准。以下指标可作为参考：①呼吸频率＞35 次/分或＜10 次/分；②潮气量＜150 mL；③肺活量＜15 ml/kg 体重；④第 1 秒用力呼吸量＜10 ml/kg 体重；⑤最大吸气压＜18 mmHg；⑥PaO_2＜60 mmHg（COPD 除外）；⑦$PaCO_2$＞50~ 60 mmHg（COPD 除外）；⑧呼吸节律异常或自主呼吸微弱；⑨呼吸异常费力，有呼吸肌疲劳现象；⑩呼吸衰竭伴有严重意识障碍。

常用适应证如下。

（1）围术全身麻醉应用肌松药的患者。

（2）需呼吸机治疗的疾病。包括：

①心搏、呼吸骤停复苏后呼吸未恢复。

②通气不足。来源于：a.全身麻醉残余效应；b.中枢神经系统抑制、药物

中毒或过量；c.神经肌阻滞残余；d.肌无力综合征、吉兰—巴雷综合征、脑卒中、脊髓灰质炎等引起的中枢神经系统功能不全。

③低氧血症。源于：a.成人呼吸窘迫综合征；b.肺水肿；c.肺栓塞；d.肺炎；e.肺不张或肺叶萎陷。

④创伤。主要包括：a.连枷胸；b.膈肌破裂。

（3）需预防应用机械通气的疾病。包括：

①血流动力学状态不稳定。

②危重急症手术后恢复期。

③恶病质、严重营养不良及全身衰竭患者术后初期。

④反流误吸危险性高的患者，如大量上消化道出血可能引起酸误吸者。

（三）呼吸机参数的设置与调节

1.通气方式

一般患者的通气方式选择同步间歇指令通气（SIMV），对于特殊病情可视患者情况和医生经验选择最适通气方式，麻醉中常用间歇正压通气（IPPV）。

2.吸入气氧浓度（fraction of inspired oxygen，FIO_2）

在保证患者氧合的前提下应选择最低的 FIO_2。危重患者在不知道患者需氧情况时，最安全的办法是开始选择 FIO_2 90%~100%，之后根据患者情况（动脉血气、SpO_2 等），尽快将 FIO_2 调节下来。

3.通气次数

一般情况下成人设于每分钟 12~20 次（围术期每分钟 8~12 次）；儿童每分钟 18~25 次；COPD 患者每分钟 8~12 次；肺水肿、肺间质纤维化患者采取稍快频率。

4.潮气量（VT）

成人 8~12 ml/kg 体重的通气量通常能保证足够的通气。成人每分通气量约等于体重（kg）×100。一般慢阻肺患者无效腔量增加，潮气量宜较大；ARDS、肺不张、肺水肿、肺纤维化患者，肺顺应性降低，潮气量宜偏小。

5.吸气呼气比（I∶E ratio）

正常的吸呼比例为 1∶1.5~1∶2。阻塞性肺病患者可设为 1∶3，以便使气体充分排出。肺水肿或 ARDS 患者需相应增加吸气时间，可设为 1∶1~1∶1.5

若心功能较好，甚至可以吸呼比例倒置。吸气时间延长后气道平均压力升高。判定吸呼比设置是否适当的方法是观察（看和听诊胸部）患者呼气相是否在吸气相前已完全结束。

6.呼吸机敏感度（ventilator sensitivity）

有的呼吸机称触发敏感度（trigger），指辅助呼吸状态，患者产生触发机械通气的胸腔负压水平。敏感度应根据每个患者的不同情况调节。敏感度高（低气道负压）在呼吸极弱情况下即触发机械通气；敏感度低时患者较强的吸气也不能触发通气，转成控制通气方式。

7.呼吸终末正压（PEEP）

PEEP能升高肺泡内压，增加肺功能残气量，有助于改善：PaO_2 但 PEEP 也影响静脉血回心，特别是 PEEP$\geqslant$15 cmH_2O 时。一般 PEEP 可设在 2~5 cmH_2O，既有助于改善氧合，又不致影响心血管功能。

（四）机械通气时辅助应用肌松药、镇静药的方法

机械通气一段时间后，患者自主呼吸功能逐渐恢复，或自主呼吸力量恢复但肺交换膜损伤（如 ARDS）仍需机械通气，因自主呼吸较强有时会与呼吸机通气发生不协调（人机对抗），形成无效通气且徒增患者呼吸做功，不利于患者恢复。

人机对抗的处理：取得患者理解合作；积极治疗原发疾病；保持呼吸道通畅；进行合适的呼吸支持；必要时应用肌松药和镇静药。

1.机械通气时常用的肌松药

肌松药使肌肉松弛，患者呼吸减弱或消失，并削弱或消除呼吸道的各种保护性反射，消除患者与呼吸机的不协调。多选择非除极肌松药。

2.镇静镇痛药

有降低患者意识水平、减弱自主反射、止痛等作用，有利于患者耐受呼吸机，常用药物如下。

（1）苯二氮䓬类。常用地西泮和咪达唑仑，有镇静和记忆消失的作用。地西泮和咪达唑仑的镇静药量分别是 2 mg 和 0.5~1 mg，后者可反复应用直至达到理想效果。其麻醉诱导剂量分别是 0.3~0.5 mg/kg 和 0.1~0.2 mg/kg。

（2）麻醉性镇痛药。常用芬太尼、舒芬太尼或吗啡，有止痛、镇静、抑

制呛咳反射等作用。芬太尼常用剂量是 0.05~0.2 mg，静脉注射后 1 min 起效，持续 1 h，有时能减慢心率。舒芬太尼镇痛作用为芬太尼的 5~10 倍，作用持续时间约为其 2 倍。吗啡常用 2~10 mg 静脉注射，5~10 min 起效，持续 1~3 h，能扩张静脉，使血容量不足患者出现低血压。它们都有一定程度的呼吸抑制作用。

（3）丙泊酚（Propofol）。有镇静和记忆消失作用，起效与硫喷妥钠相似，但停药后恢复更快。注射过快有抑制心血管的作用。一般可用 1.5~2.0 mg/kg 诱导，25~75 μg/（kg·min）静脉滴注维持镇静，可视患者反应随时调整给药速度。

此外，还可以应用硫喷妥钠、氯胺酮、依托咪酯、羟丁酸钠等药物，可根据使用者本人的经验体会和患者情况酌情选用。

二、机械通气方式

（一）控制呼吸

控制呼吸（control mode ventilation，CMV）是一种呼吸机按预设通气频率和通气量送气的正压通气方式。通气时患者接受固定的分钟通气量且患者额外的呼吸不能触发呼吸机。CMV 时，若 PEEP=0，又称为间歇正压通气（intermittentpositive pressure ventilation，IPPV）。若 PEEP＞0，则称为持续正压通气（continuous positive pressure ventilation，CPPV）。CMV 一般只适用于全身麻醉及各种原因引起的呼吸停止。目前多数呼吸机配置同步装置，使得 CMV 转变为 ACV。

（二）辅助-控制通气

辅助－控制通气（assist/control ventilation，AMV）由患者触发，呼吸机提供潮气量；如果患者在预设时间内没有呼吸，则呼吸机按预设频率进行通气。该方式可由患者决定自己的呼吸频率。呼吸机设定参数包括潮气量、基础频率（backup rate）、触发敏感度和吸气峰流量（peak V），其中触发敏感度和峰流量影响患者的吸气做功，敏感度越差，峰流量越小，患者的吸气做功越大。尽管许多医疗单位倾向于使用 SIMV，但 ACV 依然是全世界应用最普遍的通气模式。由于 ACV 模式，患者呼吸做功最小，因此广泛应用于重度呼吸衰竭的患者。

（三）（同步）间歇指令通气

（同步）间歇指令通气（synchronous intermittent mandatory ventilation，SIMV，IMV）指患者在自主呼吸之外接受呼吸机按设定频率和潮气量给予的通气支持。与 ACV 的区别是 ACV 每次通气的潮气量都由呼吸机提供，IMV 只是按设定的 IMV 频率通气，在呼吸机通气的间隔，患者可按自己的频率和潮气量呼吸。最初 IMV 模式现已弃用，现在最常用的是 SIMV 模式。SIMV 依据设置的指令建立时间窗口，以便使呼吸机能同步于患者呼吸用力。如果在预定的时间窗口未能检出吸气用力，同呼吸机便会在设定的时间给予一次指令性呼吸。该方式适用于常规的机械通气且可作为一种脱机前通气方式应用。虽然。IMV 在低频率水平可改善患者与呼吸机的相互配合，但患者仍有难以预计的能量耗损，从而导致脱机失败。

（四）呼吸终末正压通气和持续气道内正压

呼吸终末正压通气（positive end expiratory pressure，PEEP）指机械通气时呼吸末期呼吸道内的压力仍高于大气压。持续气道内正压（continuous positive airway pressure，CPAP）指患者保持自主呼吸时维持呼气期气道压力高于大气压力。PEEP 的最大益处是改善氧合，主要通过增加呼气末肺容量或功能残气量，使肺内液体向周围或组织间隙再分布，并改善通气/血流比（V/Q）来实现。此外，PEEP 还可通过降低总肺阻力，改善肺顺应性，降低内源性 PEEP 等减少吸气做功。主要缺点是减少静脉回心血量，降低心排血量，并可能造成呼吸道气压伤（barotrauma），增加颅内压，降低肾和肝门静脉血流量，增加无效腔量，增加血管外肺液体量，减少支气管循环血流等。应用 PEEP 的主要适应证是伴有弥漫性肺浸润的低氧血症（$FIO_2 > 0.5$ 而 $PaO_2 < 60$ mmHg 的患者）。PEEP 对术后患者、COPD 和肺囊性纤维化患儿有益，但需注意的是，PEEP 对损伤的肺脏并无直接的治疗作用，也不能防止 ARDS 的发生与进展。

CPAP 只能用于呼吸中枢功能正常，有自主呼吸的患者。主要适应证是因肺内分流量增加而引起的低氧血症，也可应用于治疗睡眠呼吸暂停和心源性肺水肿，以及作为支气管清洁辅助性治疗短时间歇性应用。

（五）双肺分别通气

双肺分别通气（independent lung ventilation，ILV，或 differential lung ventilation，DLV）指每侧肺分别进行通气。应用时需插入双腔支气管导管，主要用于胸外科手术，一侧肺实质病变如肺炎、肺挫伤或支气管胸膜瘘等。

（六）反比通气

反比通气（inverse ratio ventilation，IRV）是一种吸气（I）与呼气（E）时间比值＞1∶1 或吸气周期＞0.5 的正压机械通气方式。吸气时间长使肺泡缓慢充盈并有助于改善通气，呼气时间缩短可导致内源性 PEEP，防止肺泡再萎陷。反比通气时气道峰压力降低但平均气道压力却升高，可改善氧合状态。临床上常用压力控制反比通气。主要用于顽固性低氧血症的呼吸窘迫综合征的患者（$FIO_2 \geqslant 0.8$，$PEEP \geqslant 15\,cmH_2O$，$PaO_2 < 60\,mmHg$）。一般 I∶E＜4∶1 时对心排血量的影响很小，但 I∶E≥4∶1 时，可能减少心排血量并降低氧的输送，还有气胸或呼吸道气压伤的危险。

（七）压力支持通气

压力支持通气（pressure support ventilation，PSV）是一种患者自己决定吸气流量、吸气时间和频率，呼吸机送给设置压力的正压通气方式。$20\,cmH_2O$ 的支持压力可以降低吸气做功，特别适用于长期机械通气的患者。与 SIMV 合用，PSV 可降低自主呼吸做功。PSV 还广泛用于需延长机械通气时间的脱机过程，已成为无创正压通气（NIPPV）时的常用模式。

（八）比例扶助通气

比例扶助通气（proportional assist ventilation，PAV）是呼吸机根据患者的吸气量（弹性扶助）、吸气流量（阻力扶助）或吸气量和吸气流量的情况有比例地改变呼吸道压力，使患者得到足够通气的正压通气方式。AMV 方式扶助的通气量是固定的，而 PAV 则是呼吸机根据患者肺的弹性和（或）阻力负荷的反馈信号给予不同的压力或容量扶助。当患者吸气用力改变后，PSV 时压力支持恒定，而 PAV 时压力支持是成比例的。患者的吸气努力越大，呼吸机所提供的辅助就越多。因此，VT 具有更高的可变性。即使患者的通气需求增加，呼吸频率（RR）也可保持相对恒定，避免了 PSV 时 RR 变快所致的内源性 PEEP（PEEPi）增加。而且吸气时，气道峰压较低，可以采用面罩，从而避免气管插管，主观感受较舒适。因呼吸机辅助需要患者呼吸情况的反馈信号，在无呼吸患者，PAV 方式可能很难实施。

此外，还包括指令分钟通气量、气道压力释放通气、压力调节容量控制、容量支持通气、容量保障压力支持通气、双相气道正压通气、自适应支持通气（ASV）、高频通气等，在此不一一叙述。

三、机械通气时的监测

（一）中枢神经系统的监测

中枢神经系统的监测包括神志、瞳孔、知觉、神经反射和运动功能等。

（二）通气功能监测

1.呼吸运动

呼吸机一般都设有呼吸停止报警（apnea alarm）——在设定时间内无呼吸运动即报警。最简单的监测方法是观察胸廓运动，听呼吸音，也可用探头或电极探测胸壁的活动度（多用胸阻抗测定）。呼吸频率是反映病情变化的敏感指标，潮气量与呼吸频率的变化有一定的相关性。一般病情加重，呼吸频率加快，潮气量减小；反之，则潮气量增大，呼吸频率减慢。若潮气量增大和呼吸频率加快同时存在，则可能为肺组织损伤或水肿加重。

2.气道压力

是机械通气时最常用的监测指标。气道压力降低的原因有意外脱机、呼吸环路漏气、通气不足等。气道压力突然增高见于：①呼吸道梗阻，如导管打折扭曲、分泌物阻塞或导管位置不正常等。②肺顺应性降低，如支气管痉挛、肺水肿、张力性气胸等。一般呼吸机气道压力高限报警设在高于预期气道峰压力 10 mmHg（1.3 kPa）的水平。

3.呼出气量和呼出气流

能很好地反映肺通气情况，很多呼吸机都能监测此指标。呼吸环路漏气和支气管胸膜瘘的患者吸入和呼出气量不一致。监测呼出分钟气量对调节小儿呼吸机更有帮助。通常气道压力和呼出气量同肺泡通气情况一致，但这类指标只能反映通气状态，不反映肺内气体交换的情况。

4.呼出终末 CO_2（$ETCO_2$）

一般 $ETCO_2$（$PETCO_2$）与 $PaCO_2$ 一致，可判定肺泡是否有足够的通气。临床上 $ETCO_2$ 突然升高见于心排血量突然增加、静脉注射碳酸氢钠等；$ETCO_2$ 缓慢增高见于通气不足及体内 CO_2 生成增多等。$ETCO_2$ 突然下降见于骤然过度通气、心排血量突然下降、广泛肺栓塞、空气栓塞、呼吸机脱机、气管导管梗阻、呼吸环路漏气等；$ETCO_2$ 缓慢下降发生于通气过度、机体耗氧量减少及肺灌注减少等；$ETCO_2$ 消失见于误入食管。

5.动脉血气分析

测定动脉血中 $PaCO_2$ 和 pH 是监测机械通气情况的"金"标准。$PaCO_2$ 反映肺泡通气和体内 CO_2 排出的平衡，用 $PaCO_2$ 测定时应同时考虑动脉血 pH。通气衰竭定义常为 $PaCO_2 > 50$ mmHg，pH < 7.30，但临床情况多种多样，在评价通气功能状态时应同时考虑患者的氧合及心血管功能状态。

（三）氧合及循环功能监测

机械通气多能改善动脉血的氧合情况，但有时也因抑制心排血量或使通气/血流比例失常而加重动脉低氧血症。因此，机械通气时必须监测氧合情况。常用的方法是监测脉搏血氧饱和度，连续、无创伤且可随时测定动脉血氧合的情况，是较实用、方便的方法。也可以测定动脉血气。此外，与组织氧合功能有关的指标还有血乳酸、氧耗量、心排血量、混合静脉血氧饱和度。

机械通气可直接或间接地影响循环功能，所有机械通气患者都应监测心电图及血流动力学指标。

第三节　动静脉穿刺及切开技术

一、深静脉穿刺术及切开术

（一）适应证、禁忌证

1.适应证

（1）各种原因引起的休克、严重创伤及心力衰竭患者。

（2）失血、脱水及血容量不足，需大量补液、输血者。

（3）需长期输液或静脉抗生素治疗者。

（4）需深静脉内营养者。

（5）心脏直视手术、创伤大失血多的手术及有发生气栓危险的手术。

（6）经导管安置心脏起搏器者。

（7）临床研究麻醉药或治疗用药对循环系统的作用。

2.禁忌证

（1）穿刺部位有感染。

（2）凝血机制不全。

（3）近期放置心脏起搏器电极者。

（4）有上腔静脉综合征、不能由颈内、锁骨下及上肢静脉置管者，因为CVP梗阻不能准确反映右心房压者。

（二）操作技术

1.穿刺方法

常用方法有：导丝外置管法（Catheter-over-wire，Seldinger），针内置管法（Catheter-through-needle）和针外置管法（Catheter-over-needle）。目前以导丝外置管法为最常用，在此重点介绍。

（1）导丝外置管法套装：此种装置及技术不仅适用于麻醉及重症监护，也应用于动脉或静脉血管的造影及其他需要。构成有导丝，导管，穿刺针及扩针。导丝作用为导引，其本身是螺旋形缠绕而成的不锈钢丝，有直导丝和 J 形导丝 2 种。J 形导丝头部弯成钩形，能转弯或从缝隙中行进。穿刺针的粗细要能插入导丝，扩针用以扩大穿刺处孔眼，以便于导管的进入。

（2）操作技术

①患者体位。去枕平卧，床头低 15°~30°（对充血性心力衰竭及静脉压高者不必头低），穿刺侧肩下垫一棉垫，术者立于患者头前，常规皮肤消毒后铺单。

②试穿。选定穿刺点后，用局部麻醉药做皮丘，以 20 号或 22 号针试穿，边进针边回吸，见到静脉血后，记住进针深度及方向，退出试穿针（现有学者不主张试穿，以防引起血管痉挛，造成下一步的穿刺困难）。

③穿刺口用 18 号或 16 号针进行穿刺，当回血通畅并确定为静脉血后，将 J 形导丝经穿刺针送入到静脉内，保留导丝，同时将穿刺针退出。

④导皮。用扩张器套在导丝外，借助导丝将皮肤及皮下组织扩张后退出。

⑤送管。将 CVP 导管套在导丝外，借助导丝将导管推进，直达静脉腔内，同时退出导丝，回吸通畅并确定导管进入深度后固定导管。

2.颈内静脉的穿刺

（1）解剖特点：颈内静脉为颅内乙状窦的延续，在颈部内静脉全程由胸锁乳突肌覆盖，颈内静脉由颅底静脉孔穿出，随同名动脉入颈血管鞘。上部颈内静脉位于胸锁乳突肌前缘内侧，中部位于胸锁乳突肌锁骨头前缘下面，颈总动脉前外方，在胸锁关节处与锁骨下静脉汇合成无名静脉入上腔静脉。左侧颈内静脉与左锁骨下静脉汇合的静脉角处有粗大的胸导管汇入，穿刺时易受损伤，加之左侧胸膜顶高于右侧，在临床应尽量选择右颈内静脉插管。

（2）操作技术：根据颈内静脉与胸锁乳突肌的关系，可分别有 3 个进路，即胸锁乳突肌的前中后进路。

① 前路。穿刺点在胸锁乳突肌内侧缘中点，紧靠颈动脉外缘，针干与皮肤成 30°~45°，针尖指向同侧乳头或锁骨中、内 1/3 交界处进针。此外也可在相当于喉结或甲状软骨水平上缘水平作为进针点，穿刺针指向胸锁乳突肌下端所形成的三角，与颈内静脉走向一致进针，针干与皮肤成 30°~45°。

②中路。在胸锁乳突肌下端的胸骨头，锁骨头与锁骨上缘组成的三角顶点或锁骨上一横指作为进针点，针干与皮肤成 30°~45°，针尖指向同侧

乳头进针。遇肥胖或颈粗患者难定位时，可先摸出胸骨上切迹，然后沿锁骨外移可确定胸锁乳突肌的胸、锁骨头。在三角区内可触及颈动脉，进针时注意避开。

③后路。在胸锁乳突肌的外侧缘中下 1/3 交界处或锁骨上 5 cm 处进针，针干与矢状面及额状面均成 45°，针尖指向骶尾方向进针。

3.锁骨下静脉的穿刺

（1）解剖特点：锁骨下静脉是腋静脉的延续，自第 1 肋骨的外侧缘起始，静脉前面为锁骨内侧缘，下方是第 1 肋骨，后上方有锁骨下动脉。静脉越过第 1 肋骨上面呈弓引向上，然后向下，至胸锁关节后面与颈内静脉汇合形成头臂静脉。因为左侧静脉角处有胸导管注入，常尽量选择右侧锁骨下静脉穿刺。

（2）操作技术：锁骨下静脉的穿刺可经锁骨下路或锁骨上路两种进路方法。

①锁骨下进路。患者垂头仰卧，头转向对侧，双肩胛尽量向后，保持锁骨略向前，以增加锁骨第 1 肋的间隙，便于进针。穿刺点选在锁骨中外 1/3 交界处，锁骨下 1 cm 处，穿刺针尽量保持与胸壁呈水平位，针尖指向胸锁关节，未成功时，可退针至皮下，将针尖指向甲状软骨方向进针。边进针边回吸，回吸血流通畅并确定为静脉血时，即成功。

②锁骨上进路。患者体位同锁骨下进路法，穿刺点为胸锁乳突肌锁骨头的外侧缘、锁骨上约 1 cm 处，穿刺针与锁骨或矢状面（中线）成 45°，与皮肤成 15°~20° 的方向向胸锁关节方向进针，边进针边回吸，进针 1~2 cm 即可进入静脉。

此种进路针尖离开锁骨下动脉及胸膜，所以较安全，成功率较高。

4.股静脉的穿刺

（1）解剖特点：股静脉为腘静脉的延续，在腹股沟韧带下缘处移行为髂外静脉，全程与股动脉伴行，位于股动脉内侧。

（2）操作技术：患者仰卧，穿刺侧下肢轻度外旋。穿刺点在腹股沟韧带下缘二横指处，股动脉搏动点的内侧，穿刺针与皮肤成 30°~45°，针尖指向耻骨结节方向，边进针边回吸，确定为静脉血即成功。因股静脉远离重要脏器，此穿刺比较安全。

（三）常见并发症

（1）出血和血肿。

（2）血气胸。

（3）乳糜胸。

（4）导管栓塞。

（5）气栓。

（6）心脏压塞。

（7）心律失常。

（8）血液阻塞导管。

（9）继发感染。

（10）其他损伤。

（四）静脉切开术

1.适应证

（1）病情紧急，如休克、大出血等，急需快速大量输血、输液而静脉穿刺困难时。

（2）表浅静脉和深静脉穿刺有困难或已阻塞，需较长时间维持静脉输液者。

2.禁忌证

对静脉周围皮肤有炎症或者有静脉炎，及血栓形成或有出血倾向者，不宜行静脉切开术。

3.操作技术

一般选择四肢表浅静脉切开，最常用的是内踝前或卵圆窝处大隐静脉。内踝前大隐静脉切开的操作过程如下。

（1）患者仰卧位，外旋术侧的下肢，静脉切开部位皮肤常规消毒，铺无菌洞巾，行局部麻醉。

（2）在内踝前上方 3 cm 处，横形切开皮肤，长 2~2.5 cm。

（3）分离皮下组织，将静脉挑出并在静脉下穿细丝线 2 根，其中 1 根结扎静脉远侧端，牵引此远侧丝线将静脉提起，用小剪刀在静脉壁上剪一"V"

形切口，夹起切口上唇静脉壁，切开静脉将导管快速插入静脉腔约 5 cm，结扎近侧另 1 根丝线，缚牢导管。将备好的输液器接头与导管连接。剪去多余丝线，缝合皮肤切口，并环绕导管结扎固定，以防滑脱。

（4）不用时消毒、剪断结扎线，拔出导管。术后 7 d 拆除皮肤缝线。

4.并发症

（1）切口太深或分离血管时血管损伤。

（2）剪断静脉。

（3）切口感染，发生静脉炎。

二、动脉穿刺术

（一）适应证、禁忌证

1.适应证

（1）体外循环下心内直视术，大血管外科及颅内手术的患者术中要进行控制性降压者。

（2）严重低血压、休克需反复测量血压者及术中可能出现循环功能紊乱和需大量输液输血者。

（3）心肺复苏后期治疗，严重创伤、休克及多器官功能衰竭者。

（4）需采取动脉血样作血气分析和 pH 测量者。

（5）用血管收缩药或扩张药治疗，需连续监测血压变化者。

（6）自身输血可经动脉放血者。

2.禁忌证

有穿刺局部感染，凝血障碍，动脉近端梗阻，雷诺病和脉管炎者为穿刺禁忌。

（二）穿刺技术

结合手术部位、麻醉和手术部位及不同的穿刺目的来选择穿刺的动脉，其远端也不会发生缺血性损害的动脉。桡动脉最为常用，股动脉、腋动脉、足背动脉和尺动脉也可采用。

1.桡动脉置管法

（1）解剖特点。在腕部桡侧、腕屈肌腱的外侧可清楚摸到桡动脉搏动。桡动脉与尺动脉在掌部组成深浅血管弓，形成平等的血流灌注。只要尺动脉平行循环良好，即使桡动脉插管后发生阻塞式栓塞，手部血流灌注也不会引起障碍。因此在行桡动脉穿刺前，必须做 Allen 试验。具体做法如下。

①测试者用手指压迫桡动脉，终止血流，嘱患者将手举过头部并做握拳放松动作数次，然后紧紧握拳。

②保持对桡动脉的压迫，嘱患者将手下垂，并自然伸开。

③观察手、掌部颜色由苍白转红的时间。若时间超过 5~15 s 为阳性，此时限之内为阴性。实际测试多以 5~10 s 为界，似更安全。Allen 阳性，应放弃桡动脉，选择其他血管。

对于不能配合的患者如幼儿、昏迷或全身麻醉后患者，可采用多普勒血流检测仪或手指体积描记图以判断手掌部的血流供应及平行循环供血情况。

（2）桡动脉穿刺

①患者平卧，上肢外展，掌侧朝上，腕背垫一小枕，四指固定使腕部呈背曲抬高 30°~45°。

②在桡骨茎突内侧摸到桡动脉搏动最明显处，选其远端约 0.5 cm 处为穿刺点。

③进针角度为 30°，以 20 号或 22 号套管针向桡动脉直接刺入。

④针尾有血液流出后，即可固定针芯并将套管针向前推进，然后将针芯退出。

⑤如果针已穿透动脉后壁，可先将针芯退出，以注射器与套管针相连接并边吸边缓慢后退，直到回吸血流通畅后再向前推进。

⑥穿刺成功，与相关装置连接，并固定。

2.股动脉置管法

（1）解剖特点：股动脉来自髂外动脉，位于腹股沟韧带中点下方，恰在耻骨联合与髂前上嵴之间联线的中点，外侧是股神经，内侧是股静脉。此血管搏动明显，由搏动点可知股动脉走向，对穿刺起指引作用。

（2）股动脉穿刺：

①患者仰卧，穿刺侧下肢轻度外旋。

②在上述联线中点下方，距腹股沟韧带 3~4 cm 处的搏动点，作为穿刺点。

③进针角度与皮肤为 45°，与人体中线成 10°~20°，以 20 号或其他针号套管针向股动脉穿刺。

④⑤⑥同桡动脉穿刺。

3.肱动脉置管术

应用不如桡动脉、股动脉为多。

（1）解剖特点：肱动脉由腋动脉延续而成，行至桡骨头处，分成桡动脉和尺动脉。在肘窝部容易摸到，外侧是肱二头肌腱，内侧是正中神经。在肘窝上方 5 cm 靠近内侧，可触得搏动点，在搏动点最强处，作为穿刺点。肱动脉穿刺置管时，极少发生穿刺部位以下组织缺血症状。但不可忽视，国外曾报道极少数患者有部分或完全性血管堵塞，但临床上则无表现。

（2）穿刺方法：

①患者平卧，穿刺侧上肢外展 30°~40°，手心向上。

②在上述穿刺点处，术者左手第二、三指放在穿刺点上下方的肱动脉走向上。下方的一指适当用力按压，使血管充盈，上方一指固定血管，指引穿刺针尖朝向。

③用 18 号穿刺针，进针角度与皮肤成 20°~30°，向肱动脉搏动点穿刺。

④⑤⑥同桡动脉穿刺。

（三）常见并发症及防治

动脉插管的主要并发症是由于血栓形成或栓塞引起的血管阻塞。对于阻塞的远端是否出现缺血或坏死，主要看侧支循环及阻塞的再通。除此之外，其他并发症还常见于动脉痉挛、失血、感染、动脉瘤及动脉瘘等。